U0278454

假如我得了
失智症

王培宁 刘秀枝
|著|

华夏出版社
HUAXIA PUBLISHING HOUSE

图书在版编目（CIP）数据

假如我得了失智症 / 王培宁, 刘秀枝著. --北京：华夏出版社，2016.8

ISBN 978-7-5080-8859-4

Ⅰ.①假… Ⅱ.①王… ②刘… Ⅲ.①老年痴呆症－普及读物 Ⅳ.①R592-49

中国版本图书馆 CIP 数据核字(2016)第 138349 号

北京市版权局著作权合同登记号：图字：01-2015-4782号

假如我得了失智症

著　者	王培宁　刘秀枝	
责任编辑	马丽萍　苑全玲	
出版发行	华夏出版社	
经　销	新华书店	
印　刷	北京中科印刷有限公司	
装　订	三河市少明印务有限公司	
版　次	2016 年 8 月北京第 1 版	
	2016 年 8 月北京第 1 次印刷	
开　本	880×1230　1/32 开	
印　张	8	
字　数	120 千字	
定　价	39.00 元	

华夏出版社　地址：北京市东直门外香河园北里 4 号　邮编：100028
网址：www.hxph.com.cn　电话：（010）64663331（转）
若发现本版图书有印装质量问题，请与我社营销中心联系调换。

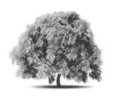

Vision

一些人物，

一些视野，

一些观点，

与一个全新的远景！

担心失智症吗？读这本书就对了！

王署君教授

（"国立"阳明大学医学系系主任，台北荣民总医院神经医学中心副主任）

很高兴刘秀枝主任与王培宁教授又有新书《假如我得了失智症》即将出版，也很荣幸在本书付梓前可以先睹为快。承袭先前几本书的特色，这本书也是有病例、有医学新进展，加上丰富的临床经验，将最新且最有影响的医学研究用简单生动的文字说清楚、讲明白，一口气读完之后，觉得获益良多，相信对我未来在照顾失智症病人的过程中有非常大的帮助。

失智症，特别是阿尔茨海默病已经成为很多数中老年人的梦魇，随着老龄社会的来临，病人数量的逐渐增加几乎无法避免。除了担心父母会不会得失智症，也担心自己会不会得，更担心这个病会不会遗传，甚至配偶会不会有较高的概率患病。这是病人、家属或是自觉记忆力不好的一般人常常要面对的实际问题，本书作者以简单易懂的 Q&A（问答）方式，一一地为读者解答。

失智症是可以预防的吗？我想在现今药物疗效不如预期、而新药发展又受挫的情况下，预防可能是最可行的路。作者提出维生素 E 与银杏这些号称能改善脑循环的药物是没用的，甚至还有害处。同时，作者提到一些预防失智症的方法，特别是一些生活习惯与食物，非常值得害怕患上失智症的人好好阅读。

提到失智症，很多人会联想到悲惨的神志不清、卧床与二便失禁，但是本书作者却告诉我们，在本病恶化之前的几年，病人仅仅记忆力有些减退，还是可以规划很多自己想做的事，比如说如何享受当下、品尝美食与旅游等。书中写到作者的一位朋友在患病后还是继续打自己喜欢的高尔夫球，坦然面对自己的疾病，并未被疾病打倒。

最后我要说说作者提及的人体研究。这几年来，除了癌症之外，很多临床研究和药物的临床试验，包括失智症，病人或家属都不太想加入研究，担心自己成了实验老鼠，这使台湾地区参与国际性大规模新药试验的人数不足。本书作者提到了美国的修女研究，那些豁达的修女如何看待人体研究，如何牺牲奉献。在我们享受别人奉献而得来的医学成果的同时，这是值得深思的问题。

看完了这本书，该考考记忆力了。我想千万不能忘记作者告诉我们远离失智症的秘诀，那就是"多动脑"和"多运动"，如果这两件事都做不到，就要"多吃咖喱"！

我的特大女儿

张镇华教授

（台湾大学数学系）

我有两个女儿，半辈子住在"女生宿舍"。30 年前我太太的一位同事戏称我其实有三个女儿，后来我总是随身携带她们三个人的照片，方便亲朋们欣赏。

没想到，几年前老天爷和我们家开了一个玩笑，出了一道难题，让我太太在 57 岁的时候得了失智症！一开始，我惊慌失措，怎么也想不到一向聪敏的她会得这种病，要是有人会得，也应该是我这个丢三落四的人才对。虽然知道很难去面对，但我还是告诉了太太这个事实，并且开始计划接下来的日子要怎么照顾她。

当她炒菜时，我在一旁提醒她要放盐；她还记得菜市场怎么走，但是再远一些就没办法了。她的大脑生了病，不过没关系，我来充当她的另一个大脑。从她生病开始，我们的人生起了大转折，然而这未尝不是一种幸福。过去我们两个人都非常

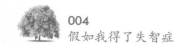

忙，相处的时间很有限，反倒是现在，才真正过起了"两人世界"。我知道终有一天她会忘了我，但在那一天来临之前，我们所能把握的就是此时此刻。

幸运的是，发病之初，我们得到贵人指点，接受台湾大学医院神经部邱铭章医生的诊治。我太太除了每天早晚按时服药之外，还遵守邱医生的三大秘诀："运动到流汗、饮食清淡、多与人群接触。"经过三年多，她一直保持没有退化的状态。

在邱医生的介绍下，我们参加了台湾失智症协会举办的各种讲座课程。令我感动的是，有一群人默默为我们做了很多事，特别是协会的汤丽玉秘书长，早年舍去当医生的机会，十多年来陪伴协会成长至今。现在又看到王培宁和刘秀枝两位医生在百忙中撰写本书，深深觉得，住在台湾地区的我们真幸福，拥有这样充足的医疗资源和社会支持。

两位作者从专业的角度，通过各种案例及数据，解释有关失智症的警讯、原因、种类、用药、非药物治疗、照护和疑问等，是一本兼顾专业又易懂的实用书，为读者提供许多关于失智症的有用知识。

书中一开始列举了失智症的10大警讯，对没经验的人帮助很大。当年我并没有这些知识，有一天太太带回文件要我帮她读，我才觉得不对，但也说不出哪里不对，幸好我不避讳地向同事提及我的困扰，她先生热心帮忙寻找邱医生诊治，才确认问题。正常老化、轻度认知障碍和失智症的表现类似，一般人可能不易分辨，如果怀疑家人有失智的症状时，最好找专业医生诊断，才能早期发现，正确诊断，及时治疗。

民间流传咖喱和椰子油能治疗阿尔茨海默病，在书中明确指出这些都是未经实验证实的方法。前段时间网上盛传椰子油的神奇功能，好心的朋友不断将资料发给我，甚至直接买椰子油送来，后来有报道说椰子油含高量脂肪酸，容易引起心脏病，不要未蒙其利先受其害。本书认为多沙拉、坚果、西红柿、鱼、家禽、十字花科蔬菜、水果与深绿叶蔬菜，而少奶酪、奶油、红肉，对阿尔茨海默病有保护作用；另外，勤运动、多与人相处、拥有简单又容易维持的嗜好、唱歌等都有很好的效果。

从家属的角度来说，照护是个重要的议题。失智症病人能力退化、动作变慢、胃口变差、个性改变，逐渐回到小孩阶段。以我太太为例，她现在已真正成为我的特大女儿，为了照顾她，要想出各种办法劝她进食；要当她的秘书帮她记录朋友的约会；要陪伴她做饭，尽量保持她既有的能力，于是我们相处的时间增长，这算是弥补我们年轻时各自忙碌的不足。要照顾好她，一方面自己要保持体力，另一方面要调整好凡事平常心、欢乐心，失智症病人很容易学习照顾者，你快乐她也会跟着快乐。

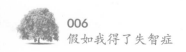

其他人帮忙照顾也很重要，例如我岳母住在我家楼上，我出差时她会替我陪伴我太太；远在美国的女儿，也常通过视频和妈妈聊天，以解她思念女儿之情。

这本书中有许多实用内容，相信它能帮助许多人正确地判断失智症状，指导其及时接受治疗，而家属也能更轻松地照顾失智症亲人。

［张教授的妻子严剑琴博士是"中华电信"MOD（Multimedia on Demand，多媒体内容传输平台）前处长，有"台湾MOD之母"之称，在57岁时患上早发型阿尔茨海默病，张教授是妻子的主要照顾者。］

预防是最好的治疗

王培宁医师

　　恩师刘秀枝教授和我合著的第一本书《别等失智上身》在2010年出版后，在门诊接到了许多病人和家属的支持与鼓励，也深切地感受到读者对这类书籍的殷殷期盼！

　　本以为应该至少5年后才会有足够的新信息，与读者们分享失智症的新观念和新发展趋势，但失智症在这两三年中有了相当多的研究突破。一些新的药物试验的结果发表了，虽然结果并不尽如人意，却也获得了大家对早期诊断和早期治疗失智症的重视。

　　其中最重要的一件事就是在2011年，美国国家老年研究院与阿尔茨海默病协会联合发表了阿尔茨海默病新的诊断标准与建议，在这个新的诊断标准中，阿尔茨海默病在概念上有了非常大的改变。专家们整合了这十几年来的研究成果，提出了不同于以往对失智症诊断的概念。阿尔茨海默病的病程其实从相关的病理变化在大脑内开始出现时，就已经在进行。此病程在十多年间于大脑内持续进行并逐渐恶化，直至病程发展到晚期，大脑无法继续勉强维持功能后，最终表现出了失智的症状。所以，临床上出现明显认知功能退化，进而影响到日常生活功能而被诊断失智症时，大脑内的病理变化已相当严重，不易治疗。如何在病人只有轻度认知功能衰退，但还没出现明显失智症状时，就找出危险因子并给予早期防治上的建议，就成为目前治疗上努力的重点。

大家都希望能够预防失智症的发生，媒体也常谈到国外研究的新发现，但常因时间和篇幅的局限，无法将这些研究进行完整的解读。而且也因数据较零散，所以难以对失智症的防治有完整的解读。在本书中收集了一些大家常谈论的议题，如：银杏是否可治疗失智症？吃咖喱有效吗？椰子油为何会被提到可治疗失智症呢？这些问题在本书中都会为大家整理、分析。

由于台湾地区人口的快速老化，不管是政府还是群众都对失智症越来越重视。"卫生福利部"在2013年8月提出了《失智症防治照护政策纲领》，并承诺要将失智症列为台湾地区卫生有关规定的重要议题之一。但在还没有药物可有效地逆转或阻止失智症病程的现在，做好预防就是最好的治疗，希望本书中的内容可以给大家一些建议和参考。

动脑学习，预防失智

刘秀枝医师

　　我热爱医学，退休后更有时间悠游于浩瀚的医海中，并有幸能把医学新知和心得感怀发表于《康健》杂志和《联合报·元气周报》的每月专栏，然后转载于自己的博客（http://blog.xuite.net/hcliujoy/blog），希望能被广泛阅读。

　　本以为网络如此发达，如此一来，即可达到与大众分享并作为医病桥梁的目的。然而，宝瓶文化的朱亚君总编辑告诉我，并非所有的老年人都会上网，而且网络所搜索的数据往往没有连贯性与整体性。的确，我虽然每天都上网寻求新知，但更享受的是一书在手，加上一杯好茶细细品味，或在地铁、公交车上可以随时翻阅，正如阿拉伯谚语所说"书本就好像口袋里的花园"，其携带方便，随手可欣赏、体会。因此，已步入老龄社会的台湾地区，再出版一本有关失智症的书籍很必要，不仅能给担心患上失智症的老年人参考，更让中年儿女对长辈未来的长期照护有所警觉，并能对自己如何预防失智症未雨绸缪。

　　本书收录了继2012年与王培宁医生合著的《别等失智上身》之后发表的有关失智症的文章，加上朱亚君总编辑从多年前出版、现已绝版的《当父母变老——关心失智症、中风及其他神经疾病》和《聪明活到一百岁》中挑选的几篇文章，经过王培宁医生从专业角度重新审阅、修改、增删和编排，使之符合医疗现状。王培宁医生也为本书撰写了数篇文章，让本书内容更为完整。

　　长久以来，我的文章在发表之前都经李佩诗和林幸慧小姐润饰，让文章通顺达意，也经王培宁医生过目修改，以确保内容专业，不会误导读者。多年来，承蒙《康健》杂志李瑟总编辑和蔡菁华小姐、《元气周报》康锦卿主任和王郁婷小姐的鼓励和帮忙，让我能持续发表文章，在此一并致谢。

　　其实，学习新知识，吸收反刍，应用于生活上，并撰写成文，与人分享，即是在储备知能"存款"，也是预防失智症最好的方法，在此与读者们共勉。

Q1：失智症就是阿尔茨海默病吗？

A：依病因的不同，失智症大致可分为"退化性"和"血管性"两大类，还有少数是因其他疾病如脑瘤、感染、甲状腺功能异常等造成。

大部分病人都属于"退化性失智症"，其中最常见的是阿尔茨海默病，占所有失智症的 60% 左右，所以在谈到失智症时，常以阿尔茨海默病为例。其他的"退化性失智症"有路易体失智症、额颞叶失智症等。至于"血管性失智症"，则因脑卒中或慢性脑血管病变所引起。

Q2：阿尔茨海默病和帕金森病有什么不同？

A：阿尔茨海默病是最常见的大脑神经退化性疾病，其次是帕金森病。两者的病因和症状各不相同，属于"退化性失智症"的阿尔茨海默病主要是记忆减退，帕金森病则以行动不便为主。此外，也有帕金森病合并失智症的情况。两者均无法根

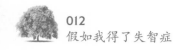

治，帕金森病的药物治疗效果较好，服药后症状大多有改善；但阿尔茨海默病的药物治疗只能推迟认知功能退化的速度，少有明显的进步。

Q3：记忆力不好是失智症的前兆吗?

A：记忆力不好，可能是因疲劳、压力大、工作过度、信息过量、焦虑、抑郁、身体状况不佳或药物等影响。但如果刚获得的信息常常马上就忘记，连其他人帮忙提醒都不太有印象，则有可能是失智症早期的征兆。例如：会不自觉地重复询问同样的事情，忘记重要的日期或活动；渐渐地发展为根本不记得自己将事情记在何处，甚至只能依赖家人帮忙提醒。

Q4：年纪大了就一定会得失智症?

A：65 岁以上的人约有 5% 会得失智症，但也有 65 岁以前发病的早发型失智症，所以，绝对不是老了就一定会失智！多动脑、多运动、多交朋友，甚至做家务、唱 KTV，都可以预防失智症！

Q5：失智症等老了再来预防就可以?

A：预防失智症要趁早！以阿尔茨海默病为例，脑内病变早在失智症状出现的十几年前就已开始，不正常的病变渐渐累积，破坏了大脑，造成认知功能减退，终于不堪重负而出现病症！所以要预防老来失智，必须在中年甚至青年时期就好好保养。

Q6：轻度失智症病人能继续工作吗？

A：重复性高的简单工作问题不太大，轻度失智症的主要症状是近期记忆减退，虽然无法学习新知识或新技能，反应不够快，但是个性大致不变，原有的经验和能力也还在。不过，需选择安全的工作，还要衡量工作压力、同事的态度等。

Q7：我会得妈妈的阿尔茨海默病吗？

A：阿尔茨海默病病人的直系家属，患此病的概率约是一般人的2倍，所以父亲或母亲有阿尔茨海默病，子女患病的概率也许高一些，但并不一定会得，所以与其过分担心是否会得病，不如从中年时就提早开始预防！

Q8：家人失智，我该做遗传检测吗？

A：常见的65岁以后才发病的"散发性阿尔茨海默病"病人的家属，不需要做遗传检测；早发型且有明显家族史的失智

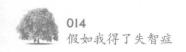

症病人的家属才需要考虑做遗传检测。每个人都有选择是否做检测的权利，甚至检测了之后，也仍有选择要不要知道检查结果的权利，无论怎样选择，都要受到尊重。不过，对于病人的未成年子女，一般都建议等到他们成年后再自己决定是否做检测。

Q 9：丈夫失智了，身为妻子的我也会得吗?

A：失智症是不会传染的，不过作为主要照顾者，往往容易焦虑、忧郁、少运动、缺少社交活动等，这些都是发生失智症的危险因子。因此，照顾工作应该尽量请家庭成员共同分担，对妻子来说，最重要的是先把自己照顾好，才不会两个人一起倒下。

Q 10：得了癌症，则不容易得阿尔茨海默病?

A：癌症是细胞不正常的过度增生，阿尔茨海默病则是脑细胞的凋零死亡，从理论上说，这两种细胞存活力完全相反的疾病应该很难同时发生。事实上，的确有研究发现癌症病人得阿尔茨海默病的概率较低，而阿尔茨海默病病人患癌症的比例也较低。

Q 11：咖喱和椰子油可以预防或治疗阿尔茨海默病吗？

A：咖喱的主要成分是姜黄素，虽然在动物实验中，发现姜黄素可以抑制造成阿尔茨海默病的大脑病变，但临床试验还无法证实。至于椰子油的疗效，目前主要来自个人经验和动物实验，所以也无法证实，因此持保留态度。

Q 12：维生素 E 可以预防阿尔茨海默病吗？

A：的确有研究显示，长期服用富含维生素 E 等抗氧化剂的食物，可以减缓大脑认知功能退化和预防阿尔茨海默病的发生。但是，多从深色蔬菜、水果、橄榄油中获得这些成分，再加上定期而适当的运动，才是"天然的才最好"。

假如我得了阿尔茨海默病

阿尔茨海默病由轻度慢慢进展到重度的
时间可长达8～12年，在最初轻度的3～5
年间，认知功能减退的情况并不严重，
还是可以享受生活，完成未了心愿的。

假如有一天，我是说"假如"，目前我并没有忘东忘西、丢三落四的现象。但是如果不是现在，将来得阿尔茨海默病的机会有多大？

65岁以上的人约有5%会患失智症，其中60%是阿尔茨海默病，且患病率随着年龄而增加。假设没有意外发生，当我活到台湾地区女性的平均寿命83岁，罹患失智症的概率就高达20%。如果我得了阿尔茨海默病，天不会因我而变色，世界也不会因我而停止运转，但我的家人却会大受影响，我的人生风景也将

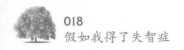

不同，因此我得好好思考、计划一下。

在未来，相信我被诊断出阿尔茨海默病时，应该还只是轻度，因此希望医生对我据实以告，让我好好规划。如果诊断确定，我会接受治疗，虽然目前阿尔茨海默病无法根治，药物也无法阻止大脑的退化，但有50%的机会可以让认知功能减退的速度慢一点，而且阿尔茨海默病的药物研发蓬勃发展、日新月异，说不定哪天会有突破，因此需要定期追踪，与医生保持联系，以得到最新的医学信息。如果有新药临床试验，在条件符合且家人可以配合的条件下，和医生讨论并阅读同意书后，我会考虑参加。毕竟这是个机会，而且新的试验用药如果没有病人的参与以证实疗效，则无法上市，就无法让更多的病人受益。

我会有医生开具的诊断书和身心障碍证明，必要时可以申请看护，万一有财务或法律问题时，也会有所帮助。因此要找个可以信赖的人（亲人、挚友或会计师、律师）帮我做财务规划，并且帮忙预立遗嘱，以及决定将来病重时是否要接受心肺复苏术等。

阿尔茨海默病病人由轻度慢慢进展到重度的时间可长达8～10年，在最初轻度的3～5年间，认知功能减退的情况并不严重，还是可以享受生活，完成未了心愿的。从这个角度来看，阿尔茨海默病没有想象的可怕，只要接受它，调整心态，会有充分的时间适应。我会与家人多多相聚，尤其是长大后各自成家立业的兄弟姐妹们，不仅可以凝聚亲情，还可以修复关系。

我可以阅读报纸杂志，看电视剧或电影，只是内容看过可能很快会忘掉；我可以旅游，但需人陪伴，而且以后恐怕也不记得这些景点；我可以感受剧情，欣赏美景，品尝美食，享受当下的快乐时光，做一个真正活在当下的人。要拍照就拍照，因为时光不再来，而且以后只会更老。

很多人都害怕得失智症，《国际老年心理学期刊》2012 年刊登的一篇来自法国的论文，对 2013 位 18 岁以上居民进行电话问卷访谈，发现 60% 的人恐惧得阿尔茨海默病，而其中，65 岁以上的老年人高达 74%，这个比例仅次于交通事故和癌症，其后是抑郁症和心脏病。部分原因是因为许多人对阿尔茨海默病有"坐在轮椅上，又痴又呆，什么都不知道了"的刻板印象，其实，疾病在进展为重度之前，还是有许多事可以未雨绸缪的。

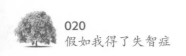

我没有失智，但我对失智病人感同身受

刘秀枝

> 编者按：本文原题为《只想告诉你：我失智了——一位轻度失智女士的信》，刊载于刘秀枝医生的《联合报·元气周报》专栏，她以第一人称方式，描述了一位亲戚失智后的心情，当时经网友疯狂转载，并误传刘医生失智了！虽然事后证明是一场误会，但也因此引起读者对失智症的关注。

亲爱的朋友：

　　我写这封信只是想告诉大家我失智了，不过不必震惊，目前还只是轻度，否则我也无法写这封信。当然，有些字眼想不起来，许多事情无法联系在一起，思绪也常会中断，因此这封信是在妹妹的帮助下完成的。

　　今年70岁的我，比各位年长许多，常和亲朋好友一起聚餐、打高尔夫球、出国旅游，相识相知，受大家的照顾已 20 年。妹妹常怪我不用心，丢三落四，一问再问还是把约定的日期弄错。在一次出门忘了关水龙头，把水塔里的水都流光后，妹妹带我去看神经科医生，经过仔细检查，医生诊断我得了失智症，是大脑退化引起的阿尔茨海默病，并且开药让我服用，希望能退化得慢一点。

从此，当我又忘了，妹妹不再有"不是告诉过你了"的责备语气，或我反复述说某件事时，也不会有"你说过好几次了"的奇怪眼神，反而是轻声细语地说"没关系"或"我替你记住就好"，我就知道我是真的病了！

我的高尔夫球技不算好，但最近半年来，连每一洞打了几杆都记不清楚，到底挥的是第二杆还是第三杆？球友都会帮我算杆数或请球童帮我算。那天打了几洞后，我忽然问："我们现在是在打第一洞吗？"看到球友们惊愕的目光，我觉得是对大家坦承我失智的时候了。

医生说生病并不可耻，身体每一个器官都可能生病，失智症是大脑的疾病，就好像胆结石是胆囊的疾病，乳腺癌是乳房的疾病一样。然而，我变得很没有信心，容易恐慌，因为我不知道我将要踏出去的每一步对不对，要说出的话是不是已经说了多次，而且心里想的无法表达，越急越讲不出来。我常觉得喘不过气来，在餐厅吃一顿饭，会

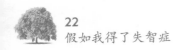

去好几次洗手间，儿子带我去看心内科和泌尿外科医生，都说没事，是因为紧张的关系。

我了解我的记忆力和其他认知功能就像双手握满东西般，随着行走，会一件一件地掉落，甚至像沙滩上脚下的流沙，会很快地流失。也许有一天，我熟悉的路不会走，也叫不出你的名字，最终可能不会吃饭洗漱。但目前还是轻度失智的我仍能挥杆，享受高尔夫球进洞的喜悦，能享受美食，欣赏美景，也还听得懂笑话，更能感受到大家的关爱，也许过后就不记得，的确是"活在当下"。

如果我们能搀扶一位因脑卒中而行动不便的朋友，当他的拐杖，让他慢慢走，也希望大家能接受一位因失智而容易遗忘的朋友，做他的引导，让他慢慢来。

一位轻度失智的女士上

目录

Chapter 3

有一天，我们也会老——学习如何面对和照护失智症病人

Chapter 4
失智症的治疗——打破迷思，展望未来

Chapter 1

全方位认识失智症

——了解失智症的多种面貌

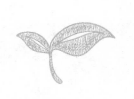

年纪大了，就一定会得失智症吗？

失智症不仅不是正常老化的一部分，也不是一种加速的老化。要预防老来失智，必须在中年甚至青年时期就好好保养！

常听到有朋友说：

"我才不要活到 90 岁那么老呢！老了还会得失智症，日常生活都要靠别人照顾，不仅活得没有质量，还要拖累家人！"

老了真的就会失智吗？

年龄是失智症一个非常重要的危险因子，年龄越大，得失智症的概率越高，但并非百分之百一定会得失智症。

台湾地区的研究：65~90 以上老人

2011~2012 年，"卫生福利部"委托台湾失智症协会对台湾地区重新做了"失智症流行病学调查"，并于 2013 年发表了台湾地区失智症最新的发病率数据。显示全台湾地区 65 岁以上的老年人中，4.79% 有轻度以上

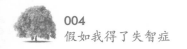

的失智症，3.25% 有极轻度失智症，18.76% 有轻度认知障碍。所以整体来说，约有 1/4（26.8%）的 65 岁以上老年人，显示出某种程度的认知功能障碍。

若再以年龄层来看，65~70 岁的老年人中，3.4% 有失智症，13.92% 有认知功能障碍。80~85 岁人群的失智症比例则增加至 21.92%，认知功能障碍的比例也增加至 26.24%。而到了 90 岁以上，失智症的概率则增加至 36.88%，其中约六成（59.48%）的人有某种程度的认知功能障碍。由此可见，随着年龄增长，罹患失智症的概率会显著地增加。

由此数据我们也可以发现，在 90 岁以上高龄的老年人中，仍有 40% 没有认知功能退化的症状，所以失智绝不是老化的必然结果。我们常会见到一些开朗乐观的长辈，即使已九十几岁高寿，但谈论事情和分析事理仍然字字珠玑、条理分明。

澳洲的研究：百岁人瑞

那么在接近 100 岁或 100 岁以上的人瑞呢？

依据 2013 年发表于《国际老年心理学期刊》文章的

研究，澳洲新南威尔士大学的学者，以 200 名住在悉尼的 95 岁以上老年人（95~106 岁，平均年龄为 97.4 岁）为评估对象，经过医生与最亲近的亲友或照顾者详谈，并进行了认知功能测验。许多老年人有重听、视力不佳的问题，但在简短智能测验的表现上，平均分数仍有 21.1 分（满分 30 分）。

在 200 位老年人当中，有 20% 在之前已确诊有失智症，若以测验分数小于 24 分作为有"认知功能障碍"的界定值，则其中 54% 有认知功能障碍，且 39% 的人同时也出现了生活功能障碍。这个比例，和台湾地区关于 90 岁以上老年人 60% 有认知功能障碍、40% 有失智症的研究结果类似，可见活到一百岁，仍有不失智的可能性。

近来的研究已显示，失智症不仅不是正常老化的一部分，也不是一种加速的老化。每种症型的失智症，有其和正常老化不同且特殊的脑部病变，同时在临床上出现失智相关症状的十几年前就已经开始出现病变，这些不正常的病变渐渐累积，进而破坏了大脑，造成认知功能减退。所以要预防老来失智，必

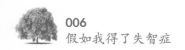
须在中年甚至青年时期就要好好保养，以减少患老年失智症的风险。

不要怕活得老，重要的是活得健康而有智慧，为了这个目标，必须及早开始努力！

隐藏的失智症

身体需要定期体检，大脑智能的变化也同样需要。当无法分辨身边的人出现的症状是正常老化还是失智症时，建议到医院请医生做检查与评估。

这可能是早期症状

在门诊经常出现这样的对话：

"医师，我妈妈最近好像得了失智症，刚吃完饭就忘记了，吵着要吃饭，还怪我们没给她饭吃。有时，连我的名字也会叫错！"

我仔细地询问病史。

"你觉得妈妈的记忆力不好有多久了？"

"就最近才开始呀！"

"之前有没有记忆力开始减退的现象？比如不清楚现在是几月份了，不记得自己吃过药了。"

"她退休不上班已经好几年，退休后当然就不用记日期了。老人家很容易弄错药，所以妈妈的药一直都是我们拿给她服

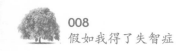
用的。"

　　失智症的诊断和严重度的判定，很大一部分必须靠家属提供的信息来帮忙，但家属对失智症的早期症状并不熟悉，常常当作是老年人都会出现的正常老化现象而忽略了，因此错失了早期治疗的机会。除了大家所熟悉的记忆力减退外，国际失智症协会提出了一些其他也可能是失智症早期症状的"失智症10大警讯"，来帮助大家提早发现失智症。

失智症10大警讯

1. 影响日常生活的记忆力改变

　　刚获得的信息马上就忘记，是失智症早期最常见的征兆之一。

　　【一般情况】

　　随着年龄增长，有时会忘记朋友的名字或约会，但是经过提醒或稍作回想便会再记起来，重要的约会也会用笔记录下来以免忘记。

　　【失智警讯】

　　但失智症病人忘记的频率较高且较严重，会不自觉地重复询问同样的事情，忘记重要的日期或活动；虽然在早期会依赖辅助记忆的用品（例如纸条或电子用品），但渐渐地，辅助记忆的用品也没有用，根本不记得自己将事情记在何处，甚至只能依赖家人帮忙提醒。

2. 计划事情或解决问题有困难

【一般情况】

年纪大了，在同时处理多项事务时可能出现困难，计划事情或作判断时需要更专心，且花较久的时间。

【失智警讯】

但失智症病人会无法计划，且作决断错误或和以前不同，常会为此感到焦躁，甚至恼羞成怒。例如：每年都负责家中旅游计划的妈妈，觉得安排行程好困难，出现无法计划、决定什么是适当旅程的情况；或是原来主导家中财务的先生，开始无法维持家庭账务的收支平衡，对于突然出现的开销变得不知该如何处理、解决问题。

3. 在家中、工作场合或休闲活动中，对于完成熟悉的工作有困难

【一般情况】

随着年龄增长，在处理复杂的事务上有时会显得力不从心，

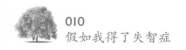

但大致仍可完成。

【失智警讯】

原本应该是驾轻就熟的事，却变得无法应付自如。失智症病人会对完成每天的日常工作或生活有困难。例如：从年轻就开车的司机伯伯变得经常开错路；银行工作人常会数错钞票、算错钱；厨师炒菜时配菜有困难，调味料放不对；有人对记住最喜欢的游戏（如打牌、打麻将等）的规则也会出现问题。

4. 对时间或地点感到困惑

【一般情况】

有时老年人会突然想不起来今天几号或弄错今天星期几，但通常差距不大，前后可能差一两天，并且大多可通过一些事件的记忆推算出正确日期。有时可能会找不到方向或在不熟悉的地方迷路，不过可以借助一些路标和建筑物来推测方向。

【失智警讯】

但失智症病人会忘记现在是何年何月、白天或晚上，同时常对事件、时间和地点的关联性产生混淆。如果一件事情不是当下发生，他们可能忘记或弄错事件发生的时间、地点。甚至有时在自家周围熟悉的地方，会突然觉得陌生而找不到回家的路。

5. 对了解视觉影像和空间关系有困难

【一般情况】

老年人常有视力衰退的问题，虽然看不清楚，但通常不至于弄错物品的相对位置或方向。

【失智警讯】

视觉空间上的问题，也是失智症的一项警讯。他们可能在阅读时会跳行，对物品远近距离的判断、颜色认定或对比上出现困难。在理解力方面，他们在经过一面镜子前时，会觉得屋里有另外一个人，这时他们似乎不知道自己就是镜子里的那个人。

6. 在说话或写作的用词上，出现新的困难

【一般情况】

有时我们会一时想不起物品的名称、找不到正确的用词来表达自己的意思，或忘了某个字如何写。

【失智警讯】

但失智症病人可能在了解对话内容，或是加入别人的谈话上出现困难，无法了解复杂的字句，说话也变得简短。他们可能在话讲到一半时停顿下来，不知道该怎么继续下去或重复自己所说的话。也可能会在词汇的运用上出现困难，很难找到正

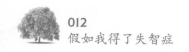

确的词汇，有时叫错东西的名称、弄错家人的称谓，例如把杯子说成碗，把儿子叫成哥哥。

7. 物品放错地方，且失去回头寻找的能力

【一般情况】

我们偶尔会不小心把物品放错地方而找不到，但能回忆最后使用过的位置来回头寻找。

【失智警讯】

失智症病人可能掉了东西却无法回头去找它，甚至怀疑是别人偷走了，反而因为怕被偷，就刻意把物品藏起来，最后却将其放在不寻常的地方，例如将戒指放在衣橱里，把钱藏在被子里，就更记不住放在何处了。

8. 判断力变差或减弱

【一般情况】

老年人有时会因不熟悉社会价值观念的改变，而做出不适宜的决定。

【失智警讯】

失智症病人会出现判断力或作决断的能力减退。例如：他们可能失去对金钱价值的判断力，而支付大笔钱给打电话来的

推销商，甚至借钱给陌生人。或是常开车与人擦撞或出现惊险画面；过马路不看红绿灯；买食物不看保质期，所以常买到过期食品等。

9. 退出工作与社交活动

【一般情况】

我们有时会因长期背负社会、工作和家庭的责任和压力而想要休息，减少工作。

【失智警讯】

失智症病人可能不再保有嗜好，退出原本喜爱的社交活动或运动，变得不爱出门，不想与人交谈。原来每星期固定要参加的活动，也变得兴趣缺失。

10. 情绪和个性的改变

【一般情况】

一般人有其习惯的处事方式和个性，年龄渐长后更不容易改变此模式，若被要求改变时难免有情绪反应，但反应不至于太强烈，仍在可沟通理解的范围内。

【失智警讯】

失智症病人的情绪和个性常会改变。只要离开了他们自己

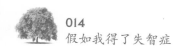
认定的"舒适圈",遇到无法处理的事务或弄错事情,便会感到困惑、焦虑、抑郁与害怕,而变得心烦意乱,甚至勃然大怒。失智症病人的情绪转变较快,一下子哭了起来,一下子又生气骂人,变得易怒而暴躁;有时则变得特别敏感。其情绪的改变不一定有原因,一点小事即可能引发极大的情绪反应。

不同病人失智症状出现的顺序和严重程度不同

失智症是整个大脑功能的退化,并非只有记忆力减退一项,所以不同病人按其退化部位和病程的不同,所出现症状的先后顺序和严重程度也会有所不同。通常出现的症状与程度越严重,代表有越多的大脑区域已受到影响,得失智症的概率也就越大。

当无法分辨身边的人出现的症状是否严重,是正常老化还是失智症时,建议到医院请医生做检查,评估一下总是好的。大家都知道身体需要定时做体检,大脑功能(如记忆、语言、判断、思考等能力)的变化也同样需要,在已经有疑似症状出现时,更是不容轻视!

失智症背后的原因

同样是记忆力减退和反应变差，背后的
原因却大不相同，所以千万不要将长辈
记忆力变差的情况，只当作是正常老化、
脑部退化而已，可能因此而错失了治疗
的良机！

最近的门诊来了三位初诊病人，都是因为家人觉得可能是
患了"失智症"，但背后的原因却大相径庭。

忘了回家的路：大脑肿瘤影响

第一位是 80 岁的老太太。

家人发现最近两个多月以来，老太太的记忆力变得很差，
刚开始是去市场买菜时，常忘记该买什么菜，或买了菜没有带
回家，反应也变慢了。最近一次她甚至忘了怎么回家，幸好在
自家附近徘徊时，被邻居发现带回。

经颅脑 CT（脑部电子计算机体层扫描）后显示，后脑顺着
胼胝体两侧有一个大肿瘤，开刀后发现是大脑原发性恶性胶质

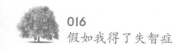

瘤。这个部位长肿瘤，只会影响记忆力及其他认知功能，不会影响肢体的活动或出现感觉异常。正因为手脚能动，也没有手脚麻木、头痛等症状，所以不容易察觉。其实这个肿瘤可能存在一段时间了，慢慢长大，只是最近严重到影响日常生活才被发现。

个性改变：脑卒中

第二位是一位 68 岁的老先生。

最近两个星期以来，妻子发现他反应迟钝，总是忘东忘西，个性也有改变，常因一点小事就暴躁发怒，完全不理会其他人的感受，因此带他前来就诊。

老先生的颅脑 CT 结果显示，右侧大脑深部的尾状核有脑梗死，造成记忆力及认知功能减退。由于其脑卒中部位特殊，没有造成偏瘫，所以也不易被察觉。经两个星期治疗后，老先生再来看门诊时，记忆力已有明显进步了。

提不起劲：可能是抑郁症，也可能是早期的失智症状

第三位是张先生，由妻子和亲友们簇拥着来看门诊。这位

70 岁的老先生记忆力减退已经三年多了，对很多事都提不起兴趣，不愿意出门，整天待在家。

我照例替他安排检查，但是第二天便接到张太太的电话，她说丈夫从 65 岁退休后便开始郁郁寡欢，而她忙着自己的事业自顾不暇，所以造成丈夫目前的状况，她觉得很内疚。她认为丈夫不是失智，而是抑郁症，询问是否还需要做检查？

张太太的话是有道理的，因为抑郁症可能会造成"假性失智"的症状，表现和失智症类似，因为心情不好，对所有事物都漠不关心、不注意，所以也会有忘东忘西的现象，这是可以治疗的。对于张太太的决定，我不能勉强，便建议她带先生去看精神科医生，检查是否有抑郁症。但如果抑郁症治好了或治疗了一段时间，张先生的记忆力仍没有改善时，就必须再来做脑部检查，因为抑郁很有可能也只是失智症的早期症状之一。

同样是记忆力减退和反应变差、变迟钝，背后的原因却大不相同，从临床上看，一般失智症的病人，约有 5%~10% 经检查后，找到了可以治疗的原因，并且在治疗后能恢复正常或至少缓解症状。所以，不要将家中长辈记忆力变差的情况只当作正常老化、脑部退化而已，却未到医院做进一步检查，可能因此而错失了治疗良机！

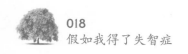

失智症的诊断

检查失智症的专门医生，主要是神经内
科和精神科医生，接受过失智症专业课
程训练的医生也是很好的选择。

正常老化、轻度认知障碍和失智症

随着年龄的增加，人的记忆力和各种认知功能都会逐渐退
化。而失智症的病程，是从正常先退化到轻度认知障碍的阶段，
再进展到失智症的程度。那么，一般人该如何区别正常老化、
轻度认知障碍和失智症这三者之间的不同呢？

事实上，这需要经过详细的评估与检查，加上专业的判断，
才能正确诊断。有些病人明明连 1 分钟前的事都记不得，家属
却因他对过去的事如数家珍而觉得他"记性还好"；有人记忆测
试的结果很好，却因焦虑而怀疑自己有失智症。所以，当怀疑
家中长辈有失智的症状时，最好还是到医院就诊，由专业医生
来判别、诊断。

检查失智症，主要是神经内科和精神科医生

失智症的检查要找哪一科的医生呢？

最好是找失智症专科医生，主要是神经内科和精神科医生。其他接受过失智症专业课程训练的医生也是很好的选择。各大医院的出诊时间表上，常会注明医生的专长，可供参考；如果有亲朋好友已经在看失智症的门诊了，也可向他们请教。台湾临床失智症学会的网站上，也有接受过完整失智症训练课程并经过认证的"失智症诊疗医生推荐名单"，供大家参考。

医生主要通过以下方式来进行诊断。

1. 问诊、心智测验与会谈

医生通常先对病人及家属问诊，然后依病情需要安排各种心智测验，这些测验有的简单、有的复杂，主要是用来评估受试者的记忆力和其他认知功能是否有问题。

有时，还会安排临床心理师与亲近的家属（通常是配偶）谈话，请家属协助举出病人在日常生活或工作中，记忆力、执行力、判断力减退的各种事例，进一步了解病人的日常生活受影响的程度，以确定病人是否有失智症及其严重度。

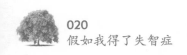

2. 实验室检查

另一部分需要通过各种实验室检查，找出造成失智症的原因或疾病。实验室检查项目包括：颅脑 CT（或磁共振成像）、肝肾功能检测、血糖、血液常规、甲状腺功能、血中维生素 B_{12}、叶酸浓度和血清梅毒等，用以厘清是何种原因造成的失智症。

这些检查需要病人及家属的配合，通常是 1 个月后复诊，届时检查结果已经出来，就可下诊断，以及决定该如何治疗。但只按单次的评估可能无法确诊或查明病因，必须经过追踪或治疗后才能确诊。

若经检查是轻度认知障碍，也就是记忆力减退但未严重到有失智症的病人，更需要定期复查，视情况一般约 6 个月或 1 年后，再做一次认知功能的整体评估，以确定是否进展到失智症的程度，并进行早期治疗。

3. 其他（以阿尔茨海默病为例）

近年来，有一些检查可以帮助失智症——尤其是"阿尔茨海默病"——做早期诊断，但并不是每位病人都需要接受这类检查，这些检查通常适用于当家人和自己都觉得有记忆力或认知功能衰退，但临床评估和认知功能测验的结果无法确认是否真的开始有失智症相关的退化；或是已确定有失智症，但病因尚不明确，无法确定是否为阿尔茨海默病。由于正确的诊断将会影响日后治疗计划的制订，所以在可能的情况下会考虑增加这些检查项目，即帮助早期或确定诊断阿尔茨海默病的检查，包括：

（1）脑部磁共振成像，用来检查海马回*的体积是否有明显萎缩的现象。

（2）核医造影中的 PET（正电子发射断层扫描）检查，可以知道在顶叶及颞叶区*是否呈现葡萄糖代谢下降的现象。

（3）淀粉样蛋白的 PET 检查中，显示大脑内是否已有和阿尔茨海默病病理变化相关的"不正常淀粉样蛋白沉积"。

（4）脑脊液中，是否有淀粉样蛋白量减少及 Tau 蛋白量的增加。

但是目前在台湾地区，这些检查大部分并非"健保"给付的临床检查项目，大多仍属于研究项目，是否该加做这些检查，请与您的医生先讨论其可行性和必要性。

这些检查的结果只要符合其中一项，就加强了诊断为阿尔茨海默病的可能性。

失智症的诊断并不容易，需要病人、家属、医生及临床心理师相互配合，提供足够的信息，并且做一系列的检查和定期

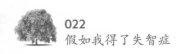

复查，才能达到早期发现、正确诊断并给予适当治疗的目标，进而推迟病程的发展。

★海马回：主要管理短期记忆。

★顶叶：主要管理方向感、空间概念、计算、物体辨认等功能。

★颞叶：主要与听觉、语言和记忆功能相关。

不易早期察觉的失智症
——额颞叶失智症

> 对额颞叶失智症病人的照顾，可以从改
> 善环境和生活方式着手，例如危险物品
> 要移开、家具摆设简单且固定，生活作息
> 要规律，并且尽量避开喧闹的公共场合。

大脑退化的另一种失智症

有次演讲中，一位女士提问："我的父亲被诊断为'额颞叶型'失智症，但您今天讲的都是'阿尔茨海默病'，请问额颞叶失智症有没有药物治疗呢？我们好像是被遗忘的一群病人。"

额颞叶失智症也是大脑退化所造成的失智症，只是较少见，发病年龄较轻，约在五六十岁。以台湾大学医院为例，2003年神经科门诊的 137 位失智症病人中，55% 为阿尔茨海默病，21% 为血管性失智症，8% 为额颞叶失智症，5% 为路易体失智症，11% 是其他失智症。所以，在记忆力门诊中，额颞叶失智症的病人数量通常排在第 3 名或第 4 名。

目前，额颞叶失智症在使用治疗阿尔茨海默病的胆碱酯酶

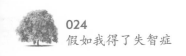

抑制剂（AChE–I）后，治疗效果仍不佳。

发病以行为问题和语言障碍为主

在大脑中，额叶区与人的个性、行为有关，颞叶区则控制语言能力，因此顾名思义，额颞叶失智症的退化，以行为问题和语言障碍为主。在疾病早期，记忆力和空间辨别能力不太受影响，加上发病年龄较轻，因此在早期不易察觉是失智症。

额颞叶失智症是个复杂的临床综合征，不仅早期症状有差异，大脑病理变化与基因突变也不一样。临床上分为两种。

1. 以行为问题为主

较为常见，包括缺乏社交礼貌、不当的社交行为、冷漠、固执、无法控制的重复性动作、判断错误（如胡乱开车）、不注意个人卫生等。这些问题常让病人在职场上或生活中容易与人发生冲突而遭受伤害。

2. 以语言障碍为主

又分为两种，一种是语言表达有困难，说话不流利，许多名词都讲不出来；另一种是讲话流利，但无法理解别人的话，而且在早期时会不懂得字或物品的意义。当病情逐渐加重时，不仅行为、语言有问题，记忆力、空间感、执行能力和其他认知功能也会逐渐变差。

发病机制仍不清楚

近年来，学者们致力于额颞叶失智症的研究，加上神经影像、分子生物、基因检测等技术的发展，让我们逐渐了解了此病，对于疾病命名也渐渐一致，但其发病机制仍不是非常清楚。有些病人的大脑有 Tau 蛋白的包含体（inclusion body），可能合并帕金森病；而有些病人的大脑有泛素（ubiquitin）蛋白的包含体，则容易合并运动神经元疾病。研究发现，将近 40% 的额颞叶失智症可能有家族史，而约 10% 是自体显性遗传。已发现有关的基因突变，如 MAPT 和 TDP-43 基因，大多在第 17 对染色体上；另一个常见的基因突变，则是位于第 9 对染色体上的 C9orf72。

关于额颞叶失智症，目前还没有生物标记＊（如抽血等）可作为诊断的标准。主要是靠医生对病人症状的警觉性，再佐以认知功能测验、脑部神经影像（包括 MRI 和 PET 检查）以及病程的演变，来作为诊断的依据。此类型的病人一般比阿尔茨

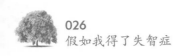

海默病病人年轻，更需要与其他早发型的失智症作鉴别诊断。

虽然有小规模的临床试验发现，胆碱酯酶抑制剂对额颞叶失智症有些疗效，但还未经大规模临床试验的验证。此外，目前美国食品药品监督管理局并没有核准能改善此病症认知功能的药物，因此，药物治疗主要针对其行为问题，给予非典型抗精神病药物或抗抑郁药物，但还必须在疗效和副作用之间取得平衡。

多争取家人、社会资源的帮助

对额颞叶失智症病人来说，除了药物治疗外，可以从改善环境和生活方式着手，例如危险物品要移开，家具摆设宜简单且固定，生活作息要规律，要尽量避开喧闹的公共场合等。

额颞叶失智症病人的照顾者，比其他型失智症照顾者更为辛苦。因为病人除了认知功能的缺失外，行为问题所带来的困扰、纷争以及社交上的尴尬，会使照顾者筋疲力竭。有些五六十岁仍在工作的病人，可能仍为家中的经济支柱，会面临更多的问题，同时其照顾者更需要其他家人和社会资源的帮助。

　　近十多年来，学者、专家们才开始对额颞叶失智症有更进一步的认识。二十多年前，有位脑部退化性疾病方面的美国神经科权威医生来台湾地区，我请他一同协助诊断一位 38 岁的男性病人，这名病人除了明显的运动神经元疾病，还有失智及行为问题，但在当时，那位医生也无法确诊。我还记得病人的妻子当时难掩失望，甚至有点愠怒的表情。现在回想起来，那位病人极可能是患上了"额颞叶失智症，合并运动神经元疾病"。

　　医学的发展，是靠着医生的仔细观察与经验累积，以及学者、专家的深入研究，在时间的洪流中一点一滴地建立成果，以嘉惠病人啊！

　　★生物标记：在医学上通常是指位于生物体中的某些蛋白质、基因或特征，通过测量这些标记是否存在或变化情况，可以反映出某种疾病的出现或严重程度。

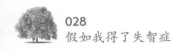

少见但可治疗的失智症
——桥本脑病

失智症状出现的快慢和时间长短，对诊断而言是很重要的。当有记忆或认知方面的问题时，不要以为只是大脑退化了而不就医，很多病症是有机会可以治愈或缓解的。

100 万人中才 2 个病例的罕见失智症

50 岁的陈女士半年前记忆力开始变差，工作时常出错，被老板责骂。渐渐地，她开始情绪不稳定，容易哭泣，常与家人起争执，家人都觉得她是患了抑郁症，但服用抗抑郁药物后，病情仍不见改善。接着，陈女士变得不会用电脑了，因而不得不退休离开职场。最近甚至还在自家附近迷路，此时家人才惊觉她可能是得了失智症。

陈女士并没有失智的家族史。由于她的认知功能测验显示有失智症，因而进一步接受各种检查，以找出造成失智症的病因。她的各项血液检查、脑电图和脑部 MRI 检查都显示正常，但血液中的两种甲状腺抗体，即甲状腺过氧化酶（aTPO）抗体和抗甲状腺球蛋白（aTG）抗体的浓度都非常高，因此诊断为"桥本脑病"（Hashimoto's encephalopathy）。在接受了高剂量的类固醇治疗后，陈女士的失智症状有显著改善，并持续接受门诊复查。

桥本脑病的个案非常少见，估计 100 万人中约有 2 位。

第一个病例是在 1966 年被发现的，病人出现了神经症状，且罹患桥本甲状腺炎，因此称为"桥本脑病"。但是后来的病人大多没有桥本甲状腺炎，且甲状腺功能也大致正常，只是出现高浓度的甲状腺抗体。

这种疾病最大的特点，是对类固醇或其他免疫药物非常敏感，治疗效果甚佳，是属于可治愈或可缓解的一种失智症。因此，有学者认为以"与自体免疫甲状腺炎有关，且对类固醇有反应的脑病变"（steroid-responsive encephalopathy associated with autoimmune thyroiditis）一词来称呼较为恰当。

然而，这种疾病虽然与免疫抗体有关，发病机制目前却仍不清楚，而且症状多元又复杂，包括各种神经和精神症状，例如快速出现的癫痫、精神错乱、类似脑卒中的神经症状，或较缓慢出现但反复变化的认知功能减退、颤抖、抑郁症状等。而

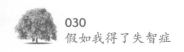
且除了女性比较容易患病之外，没有种族和年龄上的差别，小孩、成人和老人都有相关的病例报道。

因为少见，又没有特定的症状和高发人群，再加上约 10% 的正常人也具有此甲状腺抗体，因此很难诊断。常常是当病人的症状不太典型且变化较快，做了各种检查都无法下诊断时，医生才会灵光一闪地想到要检测甲状腺抗体。

医生的感想

对这个案例我有两点感想。

1. 失智症状出现的快慢及时间长短很重要

陈女士没有家族史，年龄也小于 65 岁，若不是在 6 个月内快速出现失智的症状，有可能被诊断为"退化性失智症"，例如阿尔茨海默病。因此，失智症状出现的快慢及时间长短，对诊断而言是很重要的。如果是快速失智，就不考虑是神经退化性疾病，而可能需要考虑其他脑部病变，例如库贾病、脑瘤或自身免疫性疾病引起的脑病变等。因此，当有记忆或认知方面的问题时，不要以为只是大脑退化了而不就医，很多病症是有机会治愈或缓解的。

2. 医生的临床经验和缜密思维很重要

虽然科技发达，像脑部 MRI 检查可以显示很多病变，但有时也帮不上忙，还是得靠医生的临床经验和缜密思维，才能选择正确的检查方法，做出正确的诊断，进而对症治疗。

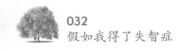

个性改变

——阿尔茨海默病较少被人注意的症状

阿尔茨海默病病人的精神行为问题，不仅会加速其认知功能减退，也让照顾者非常困扰。精神行为问题包括焦虑、冷漠、抑郁、激动、游走、幻觉和妄想等。

阿尔茨海默病病人的精神行为问题

在一场研讨会上，有位医生提到慢性病疗养机构中的失智老人有两种：一种很可爱，好照顾；另一种容易激动，甚至会出现与人打架等精神行为问题，很难相处。为什么会有这两种情况呢？他推测也许是与个人成长经历或人格特点有关。

的确，阿尔茨海默病病人的精神行为问题，不仅加速其认知功能减退，也让照顾者感到非常困扰。精神行为问题包括焦虑、冷漠、抑郁、激动、游走、幻觉和妄想等，在疾病早期即会出现，逐渐加重，病情进展到语言和行为能力都严重退化后，精神行为症状常常又慢慢减轻。

虽然一般认为阿尔茨海默病病人的精神行为问题是大脑退

化的一种表现，但其发生机制并不清楚，会出现在 50% ~ 80%
病人的身上。

每位病人表现的症状不一、轻重有别

既然不是每位病人都有精神行为问题，表现的症状不一、
轻重有别，就有学者猜测，精神行为问题的发生可能与病人患
病前的"人格特点"有关。

这方面的医学文献非常多，但结果没有定论。大部分论文
都是根据病人家人的回忆，把病人患病前的个性以五大人格特
点（神经质、外向性、开放性、亲和性和审慎性）来归类，再
与其目前的精神行为作相关分析。

有些学者发现，原本具神经质人格特点的人，患阿尔茨海
默病后容易抑郁；本来少有亲和力者，较易出现激动行为；而
个性外向者则容易出现幻觉等。

然而，也有不少学者认为，病人患病前的人格特点和发病
后的精神行为并无关联。例如：2013 年 5 月的《老年精神国际
期刊》上，有一篇来自瑞士洛桑大学医院的论文，比较 54 位轻
度阿尔茨海默病病人和 64 位正常老人，并请其家人评估病人目
前与发病 5 年前共两次的人格特质。结果发现，病人的人格特

点与其后来发生的精神行为问题并不相关，但其人格特点在发病前后却有明显改变，因此，个性改变很可能是阿尔茨海默病的早期症状之一。

有哪些个性改变呢？2011年《老年精神国际期刊》的一篇文献回顾，发现一般而言，阿尔茨海默病病人的神经质人格特点增强，审慎性明显降低，而外向性、开放性和亲和力特点也有减少的现象。例如，有些温文儒雅的人变得焦躁而不讲理，本来外向的人变得畏缩等。

但也不能一概而论，例如有一次朋友请吃饭，大家坐满一桌，其中一位患轻度阿尔茨海默病的女士一直要付钱，告诉她是朋友请客，她就说真不好意思，没带礼物来。等会儿她忘了，又要付钱。如此反复几次，朋友不但没有厌烦，反而说这位女士原本就慷慨有礼，失智症把她善良的本性更发扬光大了。当然，也有本性多疑的人在患失智症后产生妄想症的例子。

因此，整体而言，阿尔茨海默病病人精神行为问题的发生，与患病前的个性可能没有直接关联。然而，个性改变却是阿尔茨海默病的症状之一，而且很早就会出现，只是较少为人注意。

当失智症病人出现精神行为症状

冷漠、焦虑、抑郁、幻觉和激动等精神行为症状，以中度、重度时期较常见，对这样的病人，家人要顺着他、想办法转移其注意力，不要与他过多争论，更不要激怒他。

到底是轻度、中度还是重度？

几年前，朋友的母亲因短期记忆力减退及其他认知功能障碍而就医，经认知功能测试和相关检查后，被诊断为轻度阿尔茨海默病，开始服用胆碱酯酶抑制剂，并要求定期复诊。

近半年来，朋友的母亲开始出现一些精神行为问题，变得焦躁不安，有时会无故激动起来，还怀疑有人偷她的钱，让家人很困扰。但是当复诊接受认知功能评估时，结果却还是轻度阿尔茨海默病。朋友不解，母亲明明变得很难照顾了，怎么还是轻度？除了服用原来的药物外，是否还要请医生开一些控制这些精神行为问题的药物？

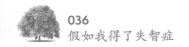

阿尔茨海默病的严重度，通常靠病人在两种"失智量表"中的表现来评估：一是"简短智能测验"（MMSE），另一个是"临床失智评估量表"（CDR），这两种量表都没有把"精神行为问题"列为评估的项目。

虽然精神行为问题的出现常会让病人的认知功能也变差，但有可能在做认知功能评估时，朋友的母亲刚好比较平静且配合测试，因此测试结果并没有明显退步，而且轻度、中度、重度的判断是以范围划分的，也许上次测试时刚好落在轻度的最前端，而最近这次则处于轻度的最后端，但同样属于轻度。

精神行为症状在病程的任何时期都可能出现

一般而言，50% ~ 80% 的阿尔茨海默病病人会有精神行为症状，包括冷漠、焦虑、失眠、抑郁、游走、躁动、幻觉、妄想和激动等。这些症状在任何病程的任何时期都可能出现，但以中度、重度时期较常见，且其症状也较严重，不仅病人本人受苦，还会加重家人或照顾者的负担。通常建议家人对有精神行为症状的病人要多包容，顺着他、转移他的注意力，不要与他争论，更不要激怒他。

　　但是，当精神行为症状严重到可能会伤害自己或他人，或是让照顾者无法照顾，例如常激动打人时，就应请医生开抗精神病药物，以控制其行为。虽然目前非典型抗精神病药物的副作用比传统抗精神病药物小，但还是有副作用，如嗜睡、容易跌倒、行动缓慢或肢体僵硬等类似帕金森病的症状，因此医生都会由小剂量开始，观察其反应，如果药效和副作用都不明显，则慢慢增加剂量，不要期望病人精神行为会完全消失，只要改善到家人可以接受、能抑制的程度就不要再加量，甚至可以慢慢减量或停药。

　　根据文献报道，非典型抗精神病药物有可能增加阿尔茨海默病病人的死亡率，达到 1.6 倍，所以一般建议服用时间为 3~6 个月，症状改善了之后，就开始减量和准备停药；但是当停药而症状复发时，还是可以再服用。很多时候，用药选择是两害相权取其轻。

　　朋友听了我的这席话，似乎稍微释怀，希望他也对母亲日后的精神行为症状做好心理准备。

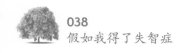

老先生，您瘦了
——失智症对营养和体重的影响

老年人体重明显减轻，会造成肌肉萎缩、体力衰退、免疫力降低，且容易感染，增加跌倒、骨折的危险。若 6 个月内体重下降超过 5%，就要进一步查找原因。

老年人体重变轻要警觉

一位患阿尔茨海默病的 76 岁老先生，来门诊时身形明显消瘦，虽然因为没量体重，不知他到底瘦了多少，但将一年前为他拍摄的照片拿来对照，原本丰润的脸颊明显变得凹陷，再加上他时常抱怨肚子不舒服，于是为他安排做了各项检查，结果发现他患了大肠癌，因而赶紧将他转诊到肛肠外科。

另外有一位 80 岁的阿尔茨海默病病人也有明显的体重减轻、胃口不佳，但做了一系列检查后，并没发现癌症或其他疾病。与病人及家属详细交谈和经精神科医生会诊后，发现他患了抑郁症，后让病人服用抗抑郁症的药物。

一般人都很怕胖，尤其是年轻女性，只要说好像脸圆了点，她就会立刻噘起嘴，满脸不高兴。但是老人家来看门诊时，如果对他说"最近看起来好像瘦了"则会很警觉，担心是否患上疾病。

如果不是刻意减肥，老年人的体重明显减轻会造成肌肉萎缩、体力衰退、免疫力降低，且容易感染，同时增加跌倒、骨折的危险，须加以注意。2010 年《国际内科医学期刊》中，一篇来自欧洲的研究报告显示，分析 6654 位超过 60 岁的老年人、经追踪 7 年以上的资料，发现每年体重减轻超过 1 千克的人，死亡率较体重稳定者高了 60%。

造成老年人体重减轻的原因有许多，可能是抑郁症、癌症（以肺癌及肠、胃癌居多）、心脏病、功能性胃肠病、药物副作用等，其他还有糖尿病、甲状腺功能亢进以及吃得少等因素，但是还有 1/4 找不到原因。

体重减轻到什么程度时，需要开始注意？

60 岁以后，由于肌肉逐渐减少的缘故，每年可能会有大约 0.5% 的体重下降；但若在 6 个月内，体重下降了超过 5%，就是有意义的体重减轻，需要进一步检查来评估体重下降的原

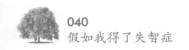

因。大致是从最常见的胃口不佳、吞咽困难、慢性疾病、情绪、代谢异常、癌症、药物和饮食习惯来着手。病史是最重要的依据，接下来的身体及实验室检查就是根据病史资料来着手，找出原因后，再对症治疗。

老年人常有许多慢性病，服用多种药物，要评估体重为何减轻本来就不容易，如果是阿尔茨海默病病人就更加困难了。而且根据文献报道，阿尔茨海默病本身就可能影响体重。

阿尔茨海默病病人的体重改变是很常见的，虽然有一小部分病人是因为记忆力不好，吃过了以为没吃而重复吃饭，以致体重增加外，大部分的病人都是体重减轻。

台北荣民总医院研究：阿尔茨海默病病人的体重和营养状况

台北荣民总医院曾对阿尔茨海默病病人做过体重和营养状况的研究，结果发现，一年当中，55%的阿尔茨海默病病人体重减轻，而对照组只有15%有体重减轻的情况。

在研究对象中，有26%的阿尔茨海默病病人曾拒绝吃东西，且29%的病人的胃口不佳（正常组只有11%）。阿尔茨海默病病人的体重及身体质量指数（BMI）明显比正常组为低，而且失智程度越严重者则更低。但是阿尔茨海默病病人每天平均摄取热量 1978 卡，并不比正常组的 1920 卡少；以每千克体重所摄取的热量来算，阿尔茨海默病病人每天每千克 38 卡，还比对照组的 32 卡明显高一些。

近来的文献也显示出阿尔茨海默病病人体重减轻的原因，可能和阿尔茨海默病大脑的病变有直接关系。阿尔茨海默病脑部的淀粉样沉积会造成大脑内的炎症反应，影响人体代谢率。阿尔茨海默病的病变起始于脑部的颞叶，此部位与人类的记忆、情绪、饮食行为及体重调节有关，所以如果发生病变，就有可能造成体重减轻。

无特殊原因，体重却减轻的阿尔茨海默病病人怎么吃？

1. 首先，不要严格限制病人的饮食。

不严格限制饮食，甚至有糖尿病或高脂血症者，也应稍微放宽，以增进食欲。

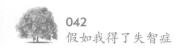

2. 其次，改变食材的烹饪方式。

改变烹饪方式，增加食物的色、香、味，以少量多餐的方式，让病人吃喜欢的食物或点心等，都是不错的方法。

3. 也可以尝试循循善诱。

对病人循循善诱，改善用餐环境，培养用餐气氛，或用哄劝的方法。想想看，当一个 3 岁小孩不肯吃饭时，你是怎么哄他的呢？用照顾孩童的爱心去照顾老人，并且多带病人外出走动，以增加活动量，帮助促进食欲。也可咨询营养师，选择罐装的营养补充食品，必要时，可以请医生开增进食欲的药物。

若是病人的食欲不错，营养状况良好，日常活动也未受影响，经过检查没有其他会引起体重下降的疾病（如代谢异常、感染、癌症或慢性疾病等），则可再追踪观察，因为失智症本身的病理变化也可能造成体重下降。

失智症有年轻化的趋势吗？

早发型阿尔茨海默病的发病年龄大多小
于 65 岁，甚至可能在三四十岁就发病。
只要父母其中之一带有遗传基因，子女
就有 50% 的机会患病。

"早发型"失智症其实一直存在

一位年轻的朋友问我：

"听说失智症的发生出现了年轻化的趋势，是吗？"

其实在 1906 年，阿尔茨海默医生发现的第一位阿尔茨海默病病人才 51 岁，还很年轻。但由于国际卫生组织将老年规定为 65 岁以上，所以研究者把 65 岁以前的发病者称为"早老型失智症"，而 65 岁之后发病者称为"老年失智症"。但后来发现，两者的脑部病理变化与临床症状并无不同，于是不论 65 岁以前还是以后发病，都统称为"阿尔茨海默病"。

由于阿尔茨海默病的发病率随着年龄的增长而增加，加上全球的老年人口急速增加，因此影响范围很大，老年人的阿尔茨海默病也受到重视。

相对地，65 岁前的阿尔茨海默病发病率较低，人群较少，也就不容易引起注意。然而近年来，因失智症医疗团队和民间团体的倡导、媒体的报道与民众医疗知识的提升，让病人开始愿意到医院就诊，也使一向被忽略的"65 岁之前的阿尔茨海默病"逐渐浮出水面，受到了应有的重视。所以并不是阿尔茨海默病有年轻化的趋势，而是人们的警觉性和就诊率提高，以及医生的诊断率提升之故。

并非所有的失智症都是阿尔茨海默病，晚发型阿尔茨海默病只占所有晚发型失智症的 60% 左右，其他还有血管性失智症、额颞叶失智症、路易体失智症以及其他疾病等。

相对于 65 以上的人口约 5% 有失智症，英国的一项流行病学研究估计，在 30 ~ 65 岁的人口中，每 10 万人中有 54 位罹患失智症。

早发型失智症以阿尔茨海默病最多

早发型失智症虽然也是以阿尔茨海默病为最多，但与晚发型相比，发病率低 30% ~ 40%。血管性失智症、额颞叶失智症、炎症性、代谢性、自体免疫性和其他可治疗的疾病所造成的失智症比例则相对增加，有些目前还找不出病因。

　　早发型阿尔茨海默病的诊断比较困难，疾病的过程也特别辛苦，有以下特点。

1. 诊断时间晚

　　由于病人还年轻，家属一般不会联想到是阿尔茨海默病，通常是病人出现了精神行为问题才就医，却又以为是工作压力或其他疾病造成的，甚至寻求另类疗法。而医生对年轻病人下此诊断前也会多方考虑，因此到了确定诊断时，通常已经过了好几年。

2. 遗传的概率较高

　　阿尔茨海默病只有不到 5% 为家族性遗传，且是自体显性遗传——也就是说，只要父母两者之一带有遗传基因，则子女有一半的机会患病。此遗传基因目前已知至少有 3 种，分别是 APP，PSEN1 和 PSEN2，发病年龄大多小于 65 岁，甚至可能在三四十岁就发病。当然，并不是所有的早发型阿尔茨海默病都是遗传性疾病，只是概率比晚发型高。因此病人的子女是否要接受基因检测，还要尊重个人意愿。

3. 经济来源减少和家庭生活受冲击

　　早发型阿尔茨海默病病人常常还在职场，其收入可能是家

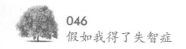

中的主要经济来源，而且子女可能未成年，甚至还在求学。当病情逐渐严重而无法工作时，配偶可能要担起重任，以免陷入经济困境。因为要照顾病人，配偶和子女没时间参加社交活动，甚至不敢把病人的情况告诉亲友，因而孤独、抑郁且身心俱疲。因此，早发型阿尔茨海默病的病人家属，更需要亲友的支持和社会资源的帮助。

早发型失智症的临床症状常不典型，其疾病鉴别诊断更复杂，需要的检查项目更多，例如脑部 MRI、PET、脑电图，必要时还包括脑脊液检查和基因检测等。因此，早发型失智症的诊断和治疗，对病人、家属和医疗人员都是挑战，更需要我们的关注，并进行更多的研究。

总统也会失智

得失智症的概率人人都有，因此我们要
在心智健康时好好把握"现在"。即使
有朝一日得了阿尔茨海默病，也是另一
种活在当下的生活！

一视同仁的疾病

2004 年 6 月 5 日，罹患阿尔茨海默病的美国前总统里根先
生，在挚爱的家人围绕下，因肺炎去世，享年 93 岁。在距此 10
年前的 1994 年，里根亲笔写信告诉大家他患上此病："我的人
生之旅将开始进入黄昏……"这封信在当年触动了千万美国人
的心。

2013 年 4 月，英国史上第一位、也是唯一一位女性首相撒
切尔夫人，因为脑卒中病逝。她在晚年患上血管性失智症，美
国影星梅丽尔·斯特里普在 2011 年主演的电影《铁娘子》里，
生动地诠释了撒切尔夫人失智后饱受健忘、幻觉之苦的经历。

撒切尔夫人与里根总统是推倒铁幕、结束冷战的两大舵手，
两人事业上同样伟大，也是好友。而两人老去的过程竟也有几

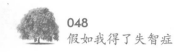

许相近，都在人生最后阶段患上了失智症，不免让人感慨失智症是无可奈何、无法根治的慢性病，不论贫富贵贱，失智症都一视同仁，都有可能找上你。病人到晚期重度后，需要人贴身照顾，成为家庭的重负。

里根总统的阿尔茨海默病

阿尔茨海默病是逐渐发生，持续变坏，慢慢侵袭大脑的退化性疾病。

一直有人怀疑里根总统在第二任末期时可能就已患了此病，但因症状轻微，轻易地被其幽默感及机智所掩盖。

根据献克（David Shenk）的《遗忘》（The Forgetting）一书记载，里根自己也可能察觉到了，在一次白宫的例行体检时，他开玩笑地对医生说："我今天有三件事情要告诉你，第一件是我的记性好像有点问题，另外两件事我想不起来了。"

卸任后，他的病情逐渐严重，有一次他的国务卿舒兹先生到家中探望他，里根问护士："坐在沙发上的那个人是谁？我知道他是很有名的人，但我想不起他的名字。"曾经在一次电视访问中，主持人问里根的女儿，里根是否还记得自己曾当过美国总统，她神情黯然，没有回答。

撒切尔夫人的血管性失智症

撒切尔夫人的诊断则是血管性失智症，是因多次轻度脑卒中引起。她从 2000 年就开始出现失智症状，当时她与女儿在餐厅吃饭，一向健谈的她，被女儿发现她竟然出现词不达意的情况，还将自己领导的福克兰之役当成南斯拉夫战争。

血管性失智的病程与是否有效控制脑卒中的危险因子，预防脑卒中再次发生有关，如果控制得宜，退化就慢，但如果再次发生脑卒中，认知功能就会急速下降。

幸好，65 岁以上的人只有 5% 会得失智症。但是既然无法完全预防，也无法精确预知，概率人人都有，那么何不在我们心智健康时好好把握，多体验人生，快乐过日子，活在当下？即使有朝一日得了阿尔茨海默病，到时忘掉一切或说过即忘，也是另一种活在当下的生活啊！

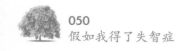

如何面对阿尔茨海默病的挑战
——了解它、面对它、远离它

对于阿尔茨海默病，受教育、多动脑是目前最有效的预防之道。此外，多运动、饮食清淡、适当的人际交往，以及控制高血压、高血糖等血管性因子也有效果。

为何要面对阿尔茨海默病的挑战？因为只要活得够久，人人都可能会有面临的一天。

2006 年，美国发表的一项研究中，追踪 4897 位 55 岁以上居民长达 51 年，发现终其一生，女性每 5 人就有 1 位、男性每 10 人就有 1 位会患阿尔茨海默病。

虽然知道有机会，但我们却无法确切预知哪些人会得，就好像知道有敌人，却不知敌人身在何处、何时会来，因此我们只能时刻备战。

但是要如何备战呢？这可由下面 3 个层面来看。

知己知彼：认识阿尔茨海默病

一是"知己知彼"，认识阿尔茨海默病，才能有应对之道。

阿尔茨海默病是最常见的失智症，病人的大脑有淀粉样蛋白斑的沉积，神经细胞内有神经元纤维缠结，造成大脑退化，而出现记忆力和其他认知功能的减退，病情逐渐严重，病程可达 8~12 年，终至无法照顾自己。虽然目前有胆碱酯酶抑制剂（acetylcholinesterase inhibitors）等药物可治疗，但只能减缓部分病人的病情，无法根治。

若自觉或觉得家人有记忆力的问题时，一定要先就医，让医生评估是否因焦虑、抑郁、正常老化或轻度认知功能障碍等引起，不一定就是失智症。即使是失智症，也并不一定是阿尔茨海默病，有可能是血管性失智症等其他疾病。

阿尔茨海默病在早期时，病人还有 3~5 年的时间可以好好规划，安排生活，珍惜当下与家人相处的时间。随着新药研发的不断开展，也可以考虑参与新药临床试验，期待医学界有更新的研究、更好的药物治疗，来减轻家庭及社会的负担。

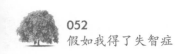

照顾者：要有减压渠道

一位 70 岁的女士长年悉心照顾她现已 94 岁的母亲，我问她会不会害怕自己得阿尔茨海默病？她说照顾母亲多年，一路走来看着母亲的心智逐渐退化，早有心理准备，也就没那么害怕了，反而是担心有朝一日，晚辈是不是也会有耐心和时间来照顾她。

这就触及了第二个层面，阿尔茨海默病的照顾者，常常也就是最亲近的配偶或子女，不仅要了解病情，还要随着病情的逐渐加重而调整护理的方法，需走入病人的时光隧道，扮演不同的角色，这样常会让人筋疲力竭，像个隐形病人。因此，照顾者必须要有减压渠道，适度调节，应请其他家人分担照顾工作，参加支持团体和寻求社会资源的帮助。

有效预防：受教育、多动脑

第三个层面是积极打造一个没有阿尔茨海默病的未来。除了不到 5% 的自身显性遗传外，阿尔茨海默病的真正病因目前并不清楚，因此只能从其危险因子着手。受教育、多动脑是目前最有效的预防之道。此外，多运动、饮食清淡、适度的人际交往，以及控制高血压、高血糖等血管性因子也有效果。

根据研究，阿尔茨海默病病人脑内的淀粉样蛋白斑和神经元纤维缠结，早在失智症出现症状的十几年前甚至 20 年前就开始沉积，当数量越积越多，直到大脑不堪负荷时，才出现失智症状。因此，受教育或多动脑主要是增加我们的知能"存款"，以便将来经得起阿尔茨海默病的考验，而且必须在年轻时就开始"存款"，"积蓄"才会丰厚。

Chapter 2

人人都要预防失智症

——别怕忘了我是谁

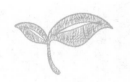

你担心记性不好吗？

中壮年人健忘，可能是因为疲劳、压力大、工作过度、信息过量、焦虑、抑郁、身体状况不佳或药物等因素所造成，罹患失智症的概率不一定就高。

正常的"忘记"

有一次在餐会后要搭朋友的便车，朋友忘了车子停放在哪一层，我们上上下下费了好一番力气才找到。朋友有点懊恼，担心是否得老年失智症了。其实，是因为停车场大，朋友匆匆赶赴餐会，忘了记下停车位之故。当晚，我们也见到一位年轻男士牵着小女孩，上上下下地来回找车子呢！

记得多年前，我从地下 5 楼搭停车场的电梯上楼，到了地下 3 楼那一层时，进来一位看来若有所思的女士，当电梯门一关，她突然紧张地问："我刚刚进来的是哪一层？"大家异口同声地回答："地下 3 楼。"拥挤的电梯里，气氛顿时轻松了起来。

许多人常觉得记性大不如前，例如：找不到钥匙，戴着眼镜却四处找眼镜，甚至某人的名字明明已到了舌尖却叫不出来，

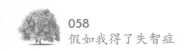

担心自己的症状是否为失智症的前兆？可是接受记忆测试时却又正常，是属于"正常的忘记"，也就是所谓的"担心健康的健康人"（the worried-well）。这种主观的记性不佳，在老年人中很常见，例如国外的一项研究发现，65~74岁的人自觉记忆力有问题者占43%，85岁之后则高达88%。

自觉记忆力不佳者，将来患上失智症的机会不一定就高，尤其是还在中壮年期的人，健忘可能是因为疲劳、压力大、工作过度、信息过量、焦虑、抑郁、身体状况不佳或药物（如抗组胺药的作用）等因素所造成。这些情况常让人讲话或做事时心不在焉，事件发生的信息一开始就没在脑海中留下痕迹，没储存于大脑，之后当然也就想不起来了。

五大失智前兆

在何种情况下，需将"记性不佳"考虑为失智症的前兆呢？

1. 忘记的频率增加，且症状越来越严重。

2. 忘了重要的事情或约会。

3. 熟悉的人名或事物的名字想不起来。

4. 讲话时，很多词汇说不出来。

5. 合并其他认知功能障碍，如执行能力有困难。这时应该就医，让医生评估是否有失智症。

六大增智诀窍

随着年龄渐长，记忆力难免会比年轻时差，那么我们可以如何增进、维持记忆力呢？

1. 养成终身学习的习惯。用脑如磨刀，越用越灵光。

2. 阅读或学习新事物时，要反复复习，以加深印象。根据德国心理学大师艾宾豪斯（H.Ebbinghaus）的"遗忘曲线"（The Ebbinghaus Forgetting Curve），学习一天之后只会记得 1/3 的内容，一星期后更只剩下 1/4 的记忆，所以应在学习之后，每隔一段时间进行复习，以增强记忆。

3. 专心，一次只做一件事情。不要一面走向冰箱准备拿葱，一面想下午要到学校接小孩去上钢琴课，又担心明天客户的订单，结果走到冰箱前就忘了要拿什么东西了。

4. 善用备忘录规划行程和记录生活琐事。把记忆力用在刀口上，用来记重要的东西。

5. 保持愉快的心情和维持身体的最佳状态。如睡得好、不过分劳累等。

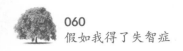
6. 养成良好的运动和饮食习惯。可采用地中海型饮食★，并且每周至少运动 3 次，每次维持 30 分钟以上，即使做不到有氧运动，走路也是很好的运动。

★地中海型饮食：泛指地中海沿岸国家以蔬果、鱼类、五谷杂粮、豆类和橄榄油为主，健康、简单又营养的饮食风格。

怀疑记性有问题时请就医

除了阿尔茨海默病，其他疾病也可能会
造成失智，所以当发现家中长辈有失智
症状时，千万不要因为觉得找医生检查
太麻烦而自己乱买药，还是要由医生来
判断。

最近在某个聚会场合，初次见面的刘女士很不好意思地问我一个问题。她说："我哥哥六十多岁了，近来记性很差，说过的事会一讲再讲。我怀疑哥哥得了阿尔茨海默病，这种病最后会怎么样呢？是不是所有的亲人都不认得了，只能卧病在床？这种情况多久之后就会发生？"

我问她是否去看过医生呢？刘女士回答没有，并说这种病一直退化，听说药物也无法根治，看医生不是也没有帮助吗？

显然，刘女士由报纸、杂志得到不少有关阿尔茨海默病的讯息，并根据自己的臆测，先作了主观判断。

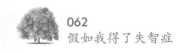

除了阿尔茨海默病，其他疾病也可能会造成失智

由于媒体和网络的发展，医疗知识唾手可得，但这是要让我们对某些疾病的症状有所警觉而去看医生，或帮助我们对已确定诊断的疾病进一步了解和取得新知识，而不是要"自我诊断"。

我告诉刘女士要劝她哥哥去看医生，理由如下。

1. 记性不好，不见得就是失智症

记性不好，有可能是正常老化、过度担心、紧张焦虑、轻度认知障碍，甚至是抑郁症、谵妄等。需经过医生详细问诊及做认知功能检测等，才能判断是否真有认知功能异常并查找病因。如果病情不明朗，还得定期追踪和评估才能确诊。

2. 确定是失智症后，也不一定是大脑退化性疾病或阿尔茨海默病

阿尔茨海默病约占所有失智症的 60%，另外 40% 是其他疾病引起的，例如多次脑卒中引起的血管性失智症、脑瘤、库贾病、硬脑膜下腔出血、正常颅压脑积水和缺乏维生素 B_{12} 等。因此，需要做一系列的实验室检查，如脑部 CT、检测血中的维生

素 B_{12} 浓度等，来确定是何种疾病造成的失智症。上述疾病的治疗方式和预后都不同，有些疾病预后较佳，如硬脑膜下腔出血，经神经外科医生通过手术把血水引流出来后，是可以痊愈的。

3. 大脑退化性疾病，也不一定就是阿尔茨海默病

还要考虑额颞叶失智症、路易体失智症和帕金森病合并失智症等，其症状和治疗也有所不同。所以当发现家中长辈有失智症的症状时，千万不要因为觉得找医生检查太花时间、太麻烦，而自己买药给长辈服用。不同类型的失智症，药物的治疗效果不同，调药的方式也有所不同，还是要由医生作诊断。

4. 即使确诊为阿尔茨海默病，也不一定严重到"什么人都认不得了"

阿尔茨海默病病人的认知功能是慢慢退化的，由轻度、中度到重度的时间虽然因人而异，但通常都会有好几年的时间，可以让病人和家属慢慢适应，并做好长期应对的准备，包括家中照顾人力的分配、财务规划、指定法定代理人、开具诊断书和残障证明、接受治疗或考虑基因检测，甚至修复家人关系，以及后续的安宁疗护等。有些失智老人会出现妄想或幻觉等精神行为问题，更需要耐心护理、寻医问药或寻

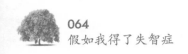

求专业团体的帮助。

5. 目前阿尔茨海默病还不能根治，药物仅止于症状治疗

例如，胆碱酯酶抑制剂可让 30%~50% 的轻度至中度病人的认知功能退化得慢一点。然而，阿尔茨海默病的药物研发日新月异，非常蓬勃，有许多新研发的试验药物（包括淀粉样蛋白疫苗）在做临床试验，而且前仆后继。因为不知道何时会有突破，所以要持续就诊，与医生保持联系，才有机会参加临床试验或接受新方法的治疗。

刘女士的哥哥该看哪一科呢？许多大医院都有记忆门诊或失智症门诊，或者在医生的背景资料中，标注是擅长诊治失智症的神经科或精神科医生。在台湾临床失智症学会的网站上，也将接受过完整失智症训练课程且通过认证的医生列入了推荐名单，病人和家属可以参考选择，就近就医。

认知功能的成功老化

将记忆力用在刀口上，善用各种感官和
感受来加强记忆，对新知识经常复习以
加深记忆。好好运用这三大秘诀，有助
于让记忆力更好！

随着年龄的增长，人的记忆力难免减退，例如打开冰箱却
忘了要拿什么东西。正如体力不如年轻时孔武有力，皮肤不再
像年轻时光滑润泽一样，这是正常老化的现象。与失智症状的
差别，在于这种记忆力差的情况不是经常发生，坏的程度不会
与日俱增，其他认知功能正常，工作与日常生活不受影响，且
在别人提醒后自己能回想起来，例如再回到厨房时，就能回想
起原来自己是要到冰箱拿东西的。

不过，年龄逐渐增长，有些人的认知功能却没有随着岁月
而衰退，甚至思维还越发灵敏了，这种成功的认知老化是如何
做到呢？ 2009 年 6 月《美国神经学期刊》的一篇文章中关于成
功认知老化预测因子的长期追踪研究可作参考。

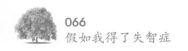

成功认知老化的研究

美国田纳西州与宾夕法尼亚州的 2059 位认知功能正常且无重大疾病的男女居民，参加了这个研究，年龄为 70 ~ 79 岁，在刚加入研究的基础点（即研究中，受试者第一次接受检查的表现）、第三、第五及第八年，均接受了修改型的简短智能测验（3MS）。

这项测验评估注意力、立即记忆、短期记忆、计算能力、语言能力、视觉绘图能力，以及对时间与地点的定向力等认知功能，分数由 0~100，分数越高，表示认知功能越佳。

8 年后，根据智能测验分数的改变而将参加者分为 3 组：30% 的参加者为保持组，其认知功能不变或稍微进步，测验分数平均增加 1 分；54% 为轻度减退组，测验分数平均减少 2.2 分；16% 为明显减退组，测验分数平均减少 9 分。

经过详细的统计分析，整理出认知功能保持不退步的这组人有以下特点：他们比减退组年轻 5 岁，白种人，受过高中以上教育，认字程度 9 年以上，每星期有中等以上强度的运动，不吸烟，有工作或当义工，非独居，以及没有第 4 型的载脂蛋白基因 E。

在这些因子中，除了种族、年龄及基因外，其他都是后天因素，是个人能力所及的、可努力的目标。其中，"教育"以及"认字程度"这两个因子，更印证了受教育与多动脑以增加知能"存款"的重要性。

3 个秘诀让记忆力更好

一般人除了多动脑、养成终身学习的习惯外，还有几种方法能让记忆力更好。

1. 将记忆力用在最重要的事物上

把记忆用来记重要的以及新的事物。例如善用备忘录来登记电话号码、行程，将钥匙、眼镜等物品放在固定的地方等。

2. 善用各种感官和情绪上的感受，以及与其他事件的关联来加强记忆

例如：记住一家新餐厅的某道菜名时，联想到其佐料的特别香味和用餐时的愉快心情。

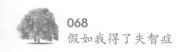

3. 对新知识经常复习，且每次间隔时间越拉越长，以加深记忆

将新知识有系统地整理记录下来，或是将其运用到工作和日常生活中，可方便随时复习以加深印象。

记忆训练有用吗？

轻度认知障碍病人是失智症的高危人群，
但可以借助记忆训练来增强记忆力，并
且定期至门诊复查，当有一天真的进展
到失智症时，可及早开始进行治疗。

轻度认知障碍病人是失智症的高危人群

当记忆力从正常退化到失智症时，有一个过渡期称为"轻度认知障碍"。

轻度认知障碍是病人本人觉得记忆力不佳，认知功能减退，客观的认知功能测验也显示其近期记忆或其他认知功能确实较差，但整体认知功能的衰退不大，不至于影响生活作息或工作，所以还没严重到失智的程度。

然而，轻度认知障碍的病人是失智症的高危人群。

虽然不是所有的轻度认知障碍者均会转变为失智症，但依据国外的研究，每年有10% ~ 15%的机会演变为失智症，远比一般老年人每年1% ~ 2%会发生失智症的概率高。台北荣民总

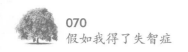

医院神经医学中心通过长期追踪研究也发现，在门诊追踪的轻度认知障碍病人，每年约有 12% 会进展到失智症，所以这群人是需要被多加注意、定期进行追踪检查的人群。

那么，要如何才能减缓这群轻度认知障碍病人记忆力的退化呢？提早开始服用治疗轻度到中度阿尔茨海默病的胆碱酯酶抑制剂，是否有用呢？

提早使用失智药物？无法预防失智发生！

2005 年，《新英格兰医学期刊》发表了一篇对 769 位轻度认知障碍病人的药物试验报告，结果显示，使用胆碱酯酶抑制剂"爱忆欣"（donepezil）10 毫克或维生素 E 2000 国际单位治疗 3 年后，病人记忆力的退化情况与服用安慰剂组没有差别，而且也没有减少失智症发生的概率。

考克兰实证医学数据库（Cochrane）在 2012 年，分析了 9 个胆碱酯酶抑制剂对轻度认知障碍病人的"随机双盲有安慰剂控制组"的药物试验[*]，共收集了 5149 人的数据，结果也显示应用胆碱酯酶抑制剂治疗 1~3 年后，并没有证据显示能减少轻度认知障碍病人退化为失智症，反而比安慰剂组有明显多的副作用。所以到目前为止，还没有药物能有效防止轻度认知障碍转变为失智症。

★随机双盲有安慰剂控制组的试验：是一种最严谨的药物试验设计。"随机"指将受试者依随机方式分到试验用药组或安慰剂组。"双盲"是受试者和评估效果者均不能知道受试者服用的是安慰剂还是试验用药。"安慰剂"指不含任何药理成分的制剂或剂型，外形与试验用药相同的药剂，通常用于药物试验中以和试验用药比较，确定药效是真由药物的有效成分产生，还是病人接受治疗就觉得有改善。

记忆训练是否能增强记忆力？

那么，是否可用记忆训练来增强记忆力呢？

记忆训练对阿尔茨海默病病人只有很小的效果，无法有效改善病人的记忆力，这是因为其大脑退化较严重。但是对于轻度认知障碍的病人，由于大脑神经细胞的破坏没有那么严重，所以记忆训练或认知训练是有帮助的。

2008 年，一篇针对"认知训练对轻度认知障碍病人的疗效"的综述认为，认知训练可以减缓病人认知功能退化的速度，经

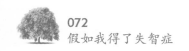

过训练，他们的记忆力和情绪都有改善。但轻度认知障碍病人所需的训练方法，可能与失智症病人不同。针对轻度认知障碍病人缺损的认知功能项目所特别制定的认知训练，比未经过设计的全面性认知训练的效果更好。

2013年，西班牙学者发表了一篇探讨长期认知训练效果的研究报告，研究对象是77位轻度认知障碍病人和240位年龄大于64岁的正常人。参加者依据其认知功能的状况，被分派到认知刺激活动、团体社交活动与艺术治疗等课程，在9个月的训练后，正常组的整体功能有进步，而轻度认知障碍组的认知功能不再继续恶化。两组的情绪、自我认定感和生活质量在量表上都有进步。

所以当您或家中长辈的认知功能开始出现退化，但尚未严重到失智症的程度时，不用着急地质疑医生为何不开药，为何不提早开始治疗。使用认知训练的方法，如参加相关专业团体特别为轻度认知障碍或轻度失智症病人举办的"瑞智学堂"（可参考"台湾失智症协会"网站），可能反而是一个不错的选择。

但还是不要忘了，一定要定期在门诊复查认知功能的状况，目的是如果真的发展到失智症时，可以及早开始进行治疗！

勤运动，减少认知功能的减退

不管从什么时候开始运动都不嫌晚，就算只是走路也行，每天出门散步 40 分钟，不仅可以控制体重，也有助于维持良好的认知功能！

2011 年是战后婴儿潮（1946~1964）迈入 65 岁的第一年。台湾地区人口 2012 年的平均寿命为男性 76 岁、女性 83 岁，这表明 65 岁以后的平均余命还有约 20 年，甚至更长，因此，更需要好好规划。老年人都希望身体健康、头脑清楚，但如何才能让头脑清楚、认知功能不衰退呢？

除了多动脑，另一个简单有效的方法就是勤运动。运动与大脑的关系，可由动物实验、流行病学研究和临床试验 3 方面来印证。

运动与大脑的关系之一：动物实验

1999 年，科学家发现把大白鼠关在有许多玩具和运动装置

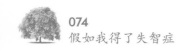

的大笼子里，其空间记忆力远比被关在一般单调笼子里的大白鼠为佳，且海马回的新生细胞也较多。

而进一步分析后发现，对记忆最有帮助的是自发性的转轮跑步运动。

运动与大脑的关系之二：流行病学研究

1. 运动多或体能活动多的人认知功能比运动少的人好

许多流行病学研究显示，运动多或体能活动多的人，认知功能比运动少的人佳，但大多是横断面（即比较不同年龄段者在同一时间的表现）且回溯性的数据。例如：2010 年《美国神经学期刊》的一篇论文中，比较了 198 位轻度认知障碍者和 1126 位认知功能正常者，以统计分析控制其他干扰因子后，发现最近 1 年内每星期从事 5~6 次中等强度运动者，认知功能减退的机会减少了 32%。

2. 从年轻时就要开始养成运动的习惯

另一篇发表于 2010 年《美国老年医学期刊》，针对 9344 位女性（平均 72 岁）所进行的问卷调查，询问其在青少年时、30

岁、50 岁以及最近 1 年的运动情况，并检测其认知功能，发现
与不运动者相比，从事运动可减少认知功能的减退，而且以青
少年时期的运动最为有效，可减少 35% 的概率。因此，运动对
于认知功能的确有积极的帮助，而且最好从年轻时就开始，养
成常运动的好习惯。

3. 只要有动，就有减缓智能退化的效果

流行病学中，较具说服力的是具有前瞻性的长期追踪研究。
2011 年的《内科学期刊》有篇综述，分析了 15 个长期追踪研
究，共包括了 33816 位无失智症者，绝大多数大于 65 岁。追
踪 1~12 年后，其中 3210 人出现认知功能减退。经过统计分析，
发现从事高强度体力活动者的认知功能减退比不活动者减少了
38%，而从事低强度和中等强度活动者也减少了 35%，所以只
要有动，就有减缓智能退化的效果。

运动与大脑的关系之三：临床试验

虽然流行病学结果显示，运动与认知功能有正相关性，但
还需要临床试验来证实其因果关系。

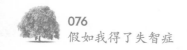

根据 2008 年墨尔本大学的研究，170 位自觉记忆力不佳但无失智症的自愿者（平均年龄 69 岁），被随机分配成"接受 6 个月运动训练"及"没接受训练"两组，有运动训练者，每星期 3 次、每次 50 分钟，主要是走路。6 个月后，接受训练这组的认知功能虽只有少许进步，但明显地比没接受运动组的表现更佳。

另一个是 2010 年，来自伊利诺伊大学的功能性磁共振成像研究，发现 30 位平均年龄 67 岁的老人，经过 1 年的走路训练（每星期 3 次、每次 40 分钟）后，不仅脑部额叶、颞叶的功能明显增强，且执行能力也有了进步。

不管从什么时候开始运动都不嫌晚，建议现在就养成常运动的好习惯，即使只是走路也行，每天出门散步 40 分钟，不仅可以控制体重，也有助于认知功能的维持呢！

做家务也可以预防失智症?

不管是休闲运动、走路还是做家务，甚
至只是从沙发上站起来伸伸懒腰或去厨
房拿饮料，只要活动得够多，就有可能
降低罹患失智症的风险。

想要聪明就要动

随着岁月的增长，身边有不少朋友都已逐渐迈入 60 岁大
关，有人开始忘东忘西，大家在相互取笑之余，也不免担心自
己会得老年失智症。因此，该如何预防阿尔茨海默病或大脑退
化，常是大家聚会时的热门话题。

阿尔茨海默病是最常见的失智症，虽然其临床症状和大脑
的病理变化已经很清楚，但除了少数是由于基因遗传而致病外，
真正的病因至今未明，目前不仅还无法根治，使用药物治疗的
效果有限，而且无法完全预防。

虽然无法完全阻止阿尔茨海默病的发生，但只要做好预防，
便可以推迟发病的时间。主要的预防策略是从多项保护因子着
手，其中之一就是多运动。

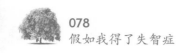

动物实验研究发现，运动可以提高脑源性神经滋养因子和血管内皮细胞生长因子的浓度，并促进脑内葡萄糖的代谢。医学文献中也有不少关于多运动可降低罹患阿尔茨海默病的发病概率或减少认知功能减退的数据，但其运动方法和时间都靠参加者主观的回忆，这种事后的回顾可能会与实际有偏差。虽然也有介入性的研究，例如从事某种运动一段时间的参加者，其认知功能比没从事运动者更佳，但此类研究通常参与的人数较少，且都是刻意安排的运动，因此与实际生活有段距离。

日常生活中的身体活动有效果吗？

如果不进行特别运动，只是日常生活中的身体活动，是否也有同样的效果？

刊登于《美国神经学期刊》的一篇论文，刚好可以回答这个问题。

一般人的日常活动研究

2012 年 4 月，《美国神经学期刊》刊登了一篇来自芝加哥拉什大学（Rush University）的论文。作者让 716

位没有失智症、且平均年龄82岁的小区居民（男性114位、女性602位），在非惯用的手腕（通常是左手）上戴一个腕动计（actigraphy）。腕动计有手表大小，可记录身体的一切活动，所以它不仅能探测到运动，还能感应到走路、煮饭和使用电脑等日常生活中常做的各种活动，这些信息经联机到电脑并分析后，可得到一个客观的每天活动量总值。

参加者必须连续10天，全天24小时都戴着腕动计不离身，并且每年进行一次详细的心智功能评估。在平均追踪了3.5年后，其中有71位（9.9%的概率）罹患阿尔茨海默病。

在此研究人群中，年轻的参加者每日活动量较大，女性和受教育程度高者的活动量也偏高，这些因素可能会影响阿尔茨海默病的发病率。

结果显示，即使研究人员将年龄、性别和教育的影响也加入统计分析中作校正，每天总活动量和阿尔茨海默病的罹患率仍有明显的负相关——也就是说，活动量越低者，得病的概率越高。若将参加者依活动量做分组，处于活动量最低的10%的参加者，罹患阿尔茨海默病的概率是活动量最高的10%参加者的2.3倍，而且活动量高者的认知

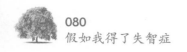

功能退化情况也较少。

活动量和认知功能，受到参与者的运动功能、慢性病、抑郁症状、是否从事运动或动脑的休闲活动等的影响，因此把这些可能的干扰因素加入，进一步统计分析后，得到的结论也相同。

这个研究带来一个重要的公共健康信息，那就是：不论年龄大小，只要多活动，不管是休闲运动、走路或做家务，甚至只是从沙发上站起来伸伸懒腰或去厨房拿饮料，只要做得够多，就有可能降低患上老年失智症的风险。选择容易做、随时可做的活动，安全又不花费时间，同时也非常符合经济原则。

常听人说"要活就要动"，也许现在可以再加上一句"想要聪明也要动"了吧！

社交网络大，失智机会小

预防失智症，可以从日常生活着手，增加社交活动就是其中之一。拓展交际网络，多交朋友、多与人相处，对认知功能有很好的保护作用！

朋友的母亲今年70岁，虽然老伴几年前去世了，但她一向身体硬朗且独立，由于独居在闹市，生活也方便。不过朋友最近注意到，尽管母亲日常生活没问题，但记忆力已不如以往好，担心母亲将来会不会得阿尔茨海默病，问我是否应该请母亲来同住，至少到了晚上，上班的、上课的家人都回来了，大伙儿说说话、聊聊天，让母亲多点讲话的机会，大脑是不是不容易退化？

朋友说得没错！预防阿尔茨海默病最好的方法，就是多动脑、多从事益智的休闲活动，当然也可从其他日常生活方式着手，多与人相处、增加社交活动就是其中之一。

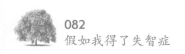
多与人相处对认知功能有保护作用

2008 年 7 月的《美国公共健康期刊》中，有篇对于美国加利福尼亚州 2249 位平均年龄 80 岁、无失智症的老年女性作追踪研究。在基础点时，除了认知功能等评估外，还对参加者的社交生活做了两项问卷：一项是其社交网络的大小，包括每个月至少接触 1 次、需要时会提供帮助、可谈心分享秘密的亲友数目；另一项是评估亲友来访、来电或来信的次数。

4 年后，共有 268 位发生失智症。由于年龄、认知功能、教育程度、身体疾病等都会影响失智症的发病率，把这些因子以统计方式加以控制后，发现与社交网络较小者相比，社交网络较大者得失智症的机会少了 26%；而与一个星期少于 1 次社交活动者相比，每天都与人接触者得失智症的机会少了 43%。可见，多与人相处对认知功能有保护作用。

哪些社交活动对认知功能有保护作用？

哪些社交活动对认知功能有保护作用呢？芝加哥拉什大学医院的一个研究可作为参考。838 位无失智症的老年人（平均年龄80岁、受教育年限14年，其中75%是女性）接受认知功能评估，以与其社交情况作相关比较。

社交情况从3个方面评估：社交活动的多寡、社交支持度以及社交网络的大小。其中，"社交活动"是指参加者在过去1年所从事的6种常见活动的情况：①在饭店用餐、看运动比赛等；②旅游；③做义工；④访问亲友；⑤参加团体活动；⑥去教堂或参加其他宗教活动。每一项活动又根据其发生次数的频率分为1~5，例如，"5"是每天发生，"1"是每年1次或少于1次，据此可得到6项活动的平均分数，分数越高，表示社交活动越活跃。

"社交支持度"是指需要时有朋友会帮忙。而"社交网络"是指参加者1个月至少会见面1次的亲友人数和次数。

由于社交行为会受到各种因素的影响，如年龄、性别、教育程度、体力活动、益智活动、抑郁症状及身体疾病等，把这些因子以统计方法控制后，发现社交活动的多寡，和社会支持度与认知功能有正相关性，而社交网络的大小却与认知功能没有相关性，表示社交活动以及对社交支持度的满意度，比社交网络的大小更重要。

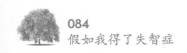

　　这两个报告都是观察性的相关性研究，其因果关系的说服力不如直接的介入性研究强，但对人类的研究很难像实验室研究那样，能控制其因果关系。不过，多年前，就有学者发现关在生活环境好的大笼子里的老鼠，比关在一般笼子里的老鼠的认知功能要好，其脑内海马回的再生神经细胞数目也较多。那是因为大笼子里除了食物和水之外，还有转轮、滑梯等各种玩具，老鼠可以做体能、益智活动和社交活动。

　　因此，我不仅对朋友邀请母亲同住的想法大表赞同，而且每次在户外看到三五成群的中老年人结队出游时，心里总为他们高兴不已。

我爱 KTV
——培养爱好防失智

跟三五好友一起欢唱 KTV（卡拉 OK），
是既简单又有趣的休闲活动，不但有助
于预防失智症，还能增强专注力，让人
更有自信、认同感和归属感！

拥有简单又容易维持的爱好

前阵子我到某家医院演讲，强调人人都该提早作好将来可能得老年失智症的准备，方法之一，就是尽早培养兴趣或爱好，而且最好是简单且容易维持的休闲活动。一方面是此爱好可以让我们动脑、动手，有助于预防失智症；另一方面也是当老来罹患失智症时，简单的爱好容易维持，不仅能自得其乐，同时也能减少照顾者的负担。

演讲后的发问时间，有位医生问我的爱好是什么。我脱口而出："唱 KTV。"现场笑声扬起，不知是因为 KTV 太通俗，还是许多在场的人也有相同爱好，引起共鸣。

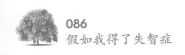

音乐的范围既广，起源也很早，古今中外，音乐雅俗共赏，常用来述事、抒情、减压、疗伤、娱乐和激励人心等，甚至有医疗效果。除了听自己喜欢的音乐或弹奏自己喜爱的乐器外，唱歌，尤其是大家一起欢唱，更吸引人。老年人一起唱歌，除了令人感到快乐、愉悦，还能增强专注力，更有自信、认同感和归属感，可排解寂寞。

KTV 有治疗功能

不少医学文献报道，音乐治疗可以减轻病痛。例如：退化性关节炎病人可借助音乐治疗减少疼痛感；失智症病人听轻柔的背景音乐可以平稳情绪，减少激动行为。

2008 年 3 月的《大脑》医学期刊上，有篇来自荷兰的研究文章，谈到 54 位急性脑卒中的病人，除了接受常规复健外，在病情稳定后被随机分配为 3 组：

第一组，每天听 1~2 个小时的音乐，可自由选择所喜欢的音乐；

第二组，每天听自己喜欢的有声书或语言录音带 1~2 个小时；

最后一组是对照组，不听音乐也不听语言录音带。

经过 2 个月后，发现"听音乐组"的近期记忆和专注力明显比"听语言录音带组"和"对照组"进步得多。而且与"对照组"相比，"听音乐组"病人的情绪较稳定，抑郁情况也改善了。

KTV 数十年前在日本崛起，在台湾地区也很流行。不同于一般的歌唱，KTV 的屏幕有歌词和画面，且把歌唱者的歌声融入音乐情境中，变得更好听，让手握麦克风的歌唱者更有自信，甚至自我陶醉。台下的听众鼓掌赞扬，让气氛更加融洽。不过有些人五音不全，又拿着麦克风不放，完全不知道听众的煎熬。因此，若是没有足够的把握，唱 KTV 时还是与亲朋好友在单独的包厢里同乐，比较自在。

1998 年，《新加坡医学期刊》曾刊登一篇来自香港韦尔斯亲王医院的研究，8 位平均年龄 30 岁、有慢性精神分裂症且病情稳定的男性病人被随机分为两组：一组唱 KTV，另一组只是歌唱。两组所唱的歌曲相同，每次都唱 45 分钟，每周 2 次，共持续 6 周。研究发现，KTV 组的病人变得比较会主动与人说话，但也显得较焦虑。

以上小规模的研究虽不能下定论，但也说明唱 KTV 除了自娱和娱人之外，也许可以尝试应用于失智症的治疗。

所以，让我们一起来听音乐、唱歌或欢唱 KTV 吧！

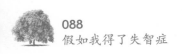

> ## 虽然失智，仍可享受唱歌的快乐

音乐带动情绪，而愉悦的情绪可以加强近期记忆。唱歌除了怡情养性，还能缓解失智症病人的焦虑情绪，提高生活质量。

老歌属于长期记忆的一部分

有位罹患轻度阿尔茨海默病的 78 岁女士，每周上完 KTV 课后就忘了老师所教的歌，当然回家也就没练唱。但到了下星期，老师带领大家把上周教的歌复习几次后，8 位同学轮流上台演唱，最后轮到她时，她竟然也可以跟着 KTV 的旋律唱得不差，让其他在家里努力练唱的同学觉得很惊讶。这位轻度失智的女士过去并没有音乐素养或接受过歌唱训练，平常说过的话马上就忘了，为何却仍保有当下学习并享受唱歌的能力呢？

在人类的大脑中，控制歌唱与语言的部位，到底有什么不同？阿尔茨海默病病人对歌曲的记忆力比记语言还强吗？唱歌能治疗阿尔茨海默病吗？

长久以来，人们便知道把一段文字或句子以唱歌的方式展现出来，比较容易记住，称为音乐记忆术，因此会以为大脑控制唱歌，与语言的部位有所不同。但其实两者的神经通路是一样的，都涵盖了由口腔和咽喉等发声器和共鸣腔、声带、脑干、大脑的运动、感觉和听觉区，以及耳朵的耳蜗；只是唱歌还需要利用胸部的呼吸肌和腹肌配合呼吸。因此，有些阿尔茨海默病病人还能正确地唱出老歌，其实是因为这些老歌的曲调和歌词是属于长期记忆的一部分，仍然保存在大脑深处之故，所以在没有练习的情况下，仍能自在享受歌唱。

失智者怎么会唱新歌？

既然如此，前文所说的那位 78 岁的轻度失智女士，是怎样跟着旋律唱出新歌的呢？

一篇来自波士顿大学，发表于 2010 年 8 月《神经心理期刊》的文章，也许可以解释这个现象。

13 位平均年龄 77 岁的阿尔茨海默病病人，和 14 位平均年龄 74 岁的健康者，观看在电脑显示器上连续出现、节录自他们所不熟悉的儿歌歌词，共 40 小段，其中 20 段歌词出现时同步播放歌唱，另外 20 段则只播放与歌词同步念出的声音。之后，把这 40 段歌词与另 40 段未出现过的新歌词一起播放，让所有

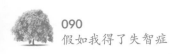
受试者选择是否曾经看过此段歌词。

结果发现，健康者对歌词记忆的正确率，比阿尔茨海默病病人好。但健康者对记唱歌和念歌词的正确率（分别为 74% 与 77%）没明显差异；而阿尔茨海默病病人对唱歌的正确率明显比念歌词的更好（分别为 40% 与 28%）。

阿尔茨海默病病人对歌唱比仅仅念歌词的记忆更好，作者认为有两个可能原因。一是大多数人的语言中枢在左脑的额叶和颞叶，但是管控声调和旋律的中枢则主要在右脑，也许阿尔茨海默病病人右脑管理音律的部位退化得相对慢些。不过较为可能的是第二个原因：音乐让病人比较觉醒，能增强其注意力，进而改善学习能力和短期记忆。

的确，音乐带动情绪，而情绪加深记忆。管理情绪的脑部杏仁核就在海马回旁边，因此情绪——尤其是愉悦的情绪，可以加强近期记忆。

多年来，不少小规模的临床试验显示，音乐治疗，尤其是歌唱治疗，虽然对失智症病人的认知功能没有明显治疗作用，却有助于增强注意力，改善其精神行为问题，尤其是改善其焦躁的情绪，让照顾者比较好照顾。

人类很早就以歌声来表达心意或抒发情绪，如中国的《诗经》。歌曲除了以歌词内容表达意思外，还有歌曲的音调节奏、抑扬顿挫，使唱歌者和听歌者跟着旋律和歌词而情绪起伏，或悲伤、沉思，或愉悦、振奋。

唱歌不仅可以怡情养性，还可以加强记忆力，更可降低失智症病人的焦虑情绪，提高生活质量。

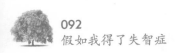

老人失眠怎么办?

失眠不仅会影响生活质量,还会造成焦
虑、易怒、抑郁,甚至容易跌倒。长期
失眠更会增加患多种慢性疾病的机会,
如心脏病、糖尿病及呼吸系统疾病等,
不能等闲视之。

什么是失眠?

倒头就睡,一觉醒来,精神饱满,好舒服啊!

然而,有将近一半的老年人都睡得不好。常听到的抱怨是
躺在床上的时间多,但是却无法入睡或睡得不安稳,时常半夜
醒来就再也睡不着,或是早早便醒来,白天觉得倦怠,时常打
瞌睡。

没错,健康的老年人因为生理功能及神经系统(尤其是交
感神经)的变化,加上生物钟的改变,会睡得较浅。完整的睡
眠循环可分为 4 个时期,第一期和第二期的大脑活动开始减慢,
第三、第四期则全身肌肉放松,进入沉睡。老年人大部分是处
于第二期的浅眠,而没达到熟睡的第三和第四期睡眠。

失眠的现象包括：无法入睡、无法维持睡眠，及无复原效果的睡眠（就是睡醒后，疲劳感还在）。老年人的失眠常为慢性，即每星期有 3 天以上睡不好，且持续 1 个月以上。这种慢性失眠是很痛苦的，不仅会影响生活质量，白天无精打采，无法集中精神因而记忆力减退，且易造成焦虑、易怒、抑郁，甚至容易跌倒。长期失眠更会增加患多种慢性疾病的机会，如心脏病、糖尿病及呼吸系统疾病等，不能等闲视之。

老年人失眠的常见原因

失眠的原因有很多种，老年人失眠较常见的原因有身体或精神的疾病、药物的副作用、心理或外在的因素等，因此需要针对这些疾病、因素给予适当的处置与治疗。

一般而言，失眠以看精神科医生为主。

另外，失眠也可能是与睡眠本身有关的疾病，称为原发性失眠（primary insomnia），例如阻塞性睡眠呼吸暂停（obstructive sleep apnea）、多动腿综合征（restless legs syndrome）、阵发性肢体抽动症（periodic limb movement disorder）、日夜节律睡眠异常（circadian rhythm disorder）或异睡症（parasomnias）等。这些疾病较少见，需寻求呼吸内科、神经科或精神科医生的帮助，

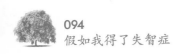

有时还需要做脑电图或多导睡眠描记（polysomnography）等特殊检查。

身体疾病也会导致失眠，各器官的慢性疾病所造成的疼痛、行动不便、呼吸困难或尿频等不适，都容易让老年人失眠。比如有些老年人因背痛或退化性关节炎造成的疼痛而无法安稳地睡觉。

此外，心力衰竭、肺气肿、气喘、前列腺肥大、甲状腺功能亢进、夜间食管胃酸反流等肠胃疾病、失智症等也是常见的失眠原因。约有 60% 的帕金森病病人会觉得睡不好，除了可能是因为身体僵硬、疼痛，在床上翻身不便而睡不好之外，也可能是因为所服用药物的副作用而有视幻觉或妄想所引起的。

睡眠问题也可能是神经退化性疾病的早期表现。以全部睡眠阶段中最浅的"快速眼动期"为例，快速眼动睡眠行为异常，就可能是帕金森病或相关神经退化性疾病的早期症状。此种睡眠异常通常发生在后半夜，当病人的睡眠处于快速眼动期时，会出现一些动作或手脚乱踢，激烈的动作可能会伤害同床的人，甚至起来走路、吃东西，而自己第二天却不知道。

2009 年，《神经学期刊》刊载了一篇文章，长期追踪 93 位平均年龄 65 岁的快速眼动睡眠行为异常病人发现，5 年后达 17.7% 的人有发生神经退化性疾病的危险，10 年后有 40.6%，

12 年后的危险率则高达 52.4%，大部分病人为帕金森病或路易体失智症。

有些老年人虽然抱怨晚上睡不着，但其实白天时常昏昏欲睡，坐在沙发上就能打瞌睡，这种白天嗜睡的情况也要小心，可能是认知功能退化的早期症状。

2012 年有一篇法国的研究文章，对 4894 位 65 岁以上、认知功能正常的老年人，做了 8 年的长期追踪，评估各种睡眠问题，如入睡困难、睡眠质量不佳、维持睡眠困难、白天嗜睡、太早醒来等对认知功能的影响。结果发现在各种睡眠问题中，只有白天嗜睡会增加日后认知功能退化的危险性。有可能是因为白天嗜睡，活动量变少而加速退化，也有可能是失智症老年人大脑的早期病变影响了脑部功能，使其变得嗜睡。

老年人的失眠常为慢性，原因有时不只一种，先要找出失眠的原因，再慢慢地从改变生活习惯、环境或服用药物等着手。

当家中的老人抱怨晚上睡不好，要注意是否有白天睡太多的问题，鼓励他白天多活动，不仅可以改善睡眠状况，还能减少认知功能退化的风险。

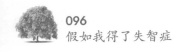
脑子勤保养，老来不健忘

多动脑、勤运动、从事休闲活动、吃七分饱，并维持丰富的社交生活，加上减少对大脑的损害，如避免脑卒中、酗酒、脑外伤和慢性压力等，就能维持老来不健忘。

记忆力在 60 岁左右才开始明显减退

人过中年，总觉得记忆力大不如前，到了老年更难免丢三落四，因此一般都认为记忆力减退是老化的正常表现。

的确，根据流行病学研究，比较不同年龄层的人、在同一时间表现的"横断面研究"，发现人的记忆力在 20 多岁时最强，之后开始衰退。但是根据对同一人群进行长时间追踪的"纵断面研究"，发现记忆力在 60 岁左右才开始明显减退。所以中老年人的记忆力也许并不像一般人想象得那样差，之所以会觉得记忆力不好，可能是不够专心和琐事烦心之故。

记忆力不减反增的"高能老人"

有些老年人的记忆力不但没有随着时间减退，甚至还有稍许进步，这些"高能老人"在近年来一直受到研究者的青睐。

例如：一篇来自加拿大，发表于 2002 年《神经影像期刊》的论文，分别对记忆力较佳的老年人、记忆普通的老年人以及正常的年轻人共 3 组（每组 8 人），以 PET 检测他们在进行记忆联想测验时，脑细胞活跃的情况。

结果发现记忆力普通的老年人与年轻人一样，都只有脑部的右侧前额叶活化，而记忆力佳的老年人其两侧的前额叶都活化。所以推论记忆力佳的老年人会动用更多的脑细胞，提供更多的资源，以代偿作用*弥补了因老化所带来的记忆力减退。

最近一篇来自瑞典，发表于 2013 年 5 月《神经科学期刊》的文章则有不同观点。

作者长期追踪 1561 位、35~80 岁小区居民的记忆力，经过 15~25 年后，其中 22% 属于"高能老人"，67% 的记忆力稍微减退，属于寻常老人，而 11% 的老人则记忆明显减退。其中，51 位平均年龄 69 岁的"高能老人"、与其年龄相当的 51 位寻常老人，以及 45 位平均年龄 35 岁的正常年轻人，接受了脸部与名字联想的记忆测验，并同时做脑部功能性磁共振成像检查，以检测脑细胞的活性。

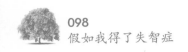

结果发现，虽然在作记忆联想时，需要大脑许多部位共同工作，但"高能老人"的左侧前额叶和左侧海马回的神经细胞活化的程度与年轻人相同，且明显比寻常老人高。这表示"高能老人"之所以记忆力较佳，是因为他们从年轻时开始就一直在动脑，大脑保持着与年轻时相同的活力，以维持大脑的记忆功能，而非代偿作用。

大脑越用越灵光

不管是大脑代偿作用还是长期维持脑活性，这两篇论文都认为大脑是用进废退的，更告诉我们老来不一定健忘，大脑会越用越灵光！

因此，如果天生记性就好，则需多动脑、勤运动、从事休闲活动、吃七分饱，并维持丰富的社交生活，而且在成长和变老的过程中，减少对大脑的损害，如避免脑卒中、酗酒、脑外伤和慢性压力等，则能维持老来不健忘。如果天生记性平常，还是能用同样的方法和途径，加强大脑其他部位的功能，以代偿功能来做到老来不健忘，让我们一起努力吧！

★代偿作用：是人体的一种保护机制，当器官的某部分组织功能减退时，会以加强其他部分的组织工作效能来补偿器官维持正常功能的需要。

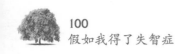
老有所备

愉快地活在当下，不缅怀过去。专心地
享受吃饭，体会食物的滋味；专心地享
受看书，体会阅读的乐趣。如此，脚步
自然就会放慢、心平气和，是别有一番
境界的成就感。

让老年之旅充实愉快

有位 50 多岁的女士因高血压来就诊，我觉得她有点面熟，
原来是 20 年前的老病人，当年她患的是年轻女性常见的自身免
疫性疾病"肌无力症"，经过治疗后痊愈，已多年未复发。而今
步入中年，罹患了中老年人好发的高血压。

岁月是挡不住的，不同年龄段有不同的疾病困扰。比如婴
幼儿时期常见的毛病是感冒、腹泻等；青少年有青春期的烦恼；
人到中年，往往就有高血压、糖尿病或癌症；到了老年更是百
病丛生，有如一辆需要时常维修或更换零件的汽车。

人人都怕老！不仅是外貌体型的改变，还有病痛、失去舞
台、财富减少以及对丧失地位权力的失落。但生老病死是人生

的套餐，由不得我们抗拒。

当我们要去新的地方旅行时，往往会很兴奋地看书、上网找数据、查地图，或向去过的朋友取经以玩得愉快、尽兴。如今已是中年的我们，应该未雨绸缪，及早知道如何走向老年之路。心里有充分准备，在人生旅程这条单行道的后半段就会走得更充实愉快。至于这个老年之旅的信息有哪些呢？

1. 熟悉疾病

随着年龄的增长，各器官的退化性或慢性疾病会逐渐侵袭。观察身边的长辈、周遭的老年人，不难想象年老后可能发生的疾病，如关节炎、高血压、心力衰竭、骨质疏松症、脑卒中、癌症、失眠、便秘和白内障等。当然，这些疾病不会全部发生在你身上，但事先了解，等到疾病来临时就不会慌乱，知道应如何面对。

2. 角色转换，价值观改变

老年人从工作岗位退休，失去了原有的工作及权力，很可能在家中也会失去主导地位，这种失去与失落的恐惧常会造成不安、落寞，甚至抑郁。这时就要学着改变价值观，转换心境，卸下生活重担，为能自由自在地安排生活而喜悦，并寻求新的

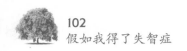

兴趣。自在做自己，不要在乎别人怎么看你。诗人朗费罗描述得很好："老年就如青年，是一个良机，虽然它外貌不同。当黄昏的薄暮缓缓退去时，天空浮现了白昼时看不见的星辰。"

3. 踏着自信的步伐前进

随着年龄渐长，体力当然不如从前，不能再像以前一样活蹦乱跳，不能像当年，能够如何如何……把步调放慢，了解自己体能的极限，愉快地活在当下，不缅怀过去。而且最好"一次只专心做一件事"，专心地享受吃饭，体会食物的滋味；专心地享受看书，体会阅读的乐趣。如此，脚步自然就会放慢、心平气和，是别有一番境界的成就感。

4. 迈向成功的老年阶段

年老，虽然无可避免，但许多医学文献均报道，中年时要多运动（每天散步 40 分钟）、多动脑、吃七分饱、不抽烟、多交朋友、保持积极心态及愉快心情，并且保持好的生活习惯。

了解老化，适时改变心境，快乐健康地生活，可以让我们优雅地步入老年！

Chapter 3

有一天，我们也会老

——学习如何面对和照护失智症病人

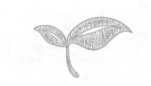

有一天我们也会老

当家中老人失智的症状越来越严重，要有父母与儿女角色互换的心理准备，也要了解，他们的认知功能虽然逐渐退化如小孩，但又不像小孩有学习成长的能力，这些是不能勉强的。

当家里有了"老小孩"

有位亲戚新婚后和婆婆同住，发现婆婆常对左邻右舍说儿媳妇不给自己饭吃，让她忙着辟谣，因此婆媳关系不好。而这位亲戚每天还要上班，生活因此变得很紧张。经过一段日子才发现，原来婆婆是罹患了失智症，有被遗弃的妄想，所以是因为失智症的出现，才让她和婆婆之间产生了误会。

一位医生朋友的年迈父亲，常在晚餐时重复说一件往事或同一个笑话，家人的脸上总会露出"又来了"的表情。几年后，朋友的父亲被诊断为失智症，想起以前对父亲重复讲同一个笑话的不耐烦，他不禁有点自责，当初如果能对父亲的笑话，都当作第一次听到而兴高采烈地回应，不知父亲会有多高兴！

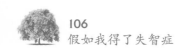
因不知道长辈已经失智，在当下没给出适当回应，事后不免后悔；而发现长辈失智后的照顾也很辛苦，特别是看到原来那个能干、高高在上的长辈逐渐退化，心理上更是难以接受。

一位同事因为担心失智的母亲会出事，因此手机 24 小时开机。小到母亲打电话来问他今天是星期几或抱怨被保姆骂，大到保姆打电话来说母亲跌倒爬不起来，让他赶回家把母亲送医院，都让这位同事上班时提心吊胆。

几天前，我开车载一位轻度失智的朋友。在 30 分钟的车程中，我们重复了好几次以下的对话：

"我们现在要去哪里？"

"去看电影啊！"

"去看什么电影？"

"《唐山大地震》。"

"看完之后你会送我回家吗？"

"看完之后要去吃饭啊。"

"吃完饭后你会送我回家吗？"

"一定送你回家的。"

我手握方向盘，忍不住转头看看这位朋友，她每次问的时候都很认真，表情甚至有点迷茫。她是真的不记得刚刚才问过，对她来讲，每次问题都是新的，好个"活在当下"！如果不知道她是失智症病人，会以为这位朋友在故意捣乱，我只好把我们之间的对话，当作一段歌曲反复播放或电脑不停地死机又开机。然而，这只是短短 30 分钟，可以想象终日与她相处的家人要保持心平气和，是多么不容易的事！

从调整心态与生活作息做起

每次我演讲谈到和失智症相关的问题时，听众常提出许多问题或经验分享。每位老年失智者的情况不同，其家庭的人力、经济能力也不一样，解决问题的方案也不同，但是我们却可以从"调整心态"和"改变生活作息"着手。

1. 心平气和

当失智症病人重复问什么时候要去看医生时，与其生气地说："不是跟你说过了吗？下午才要去看医生，不要再一直问了！"不只自己说了心烦，失智症病人听了也觉得委屈，大家都不好受。还不如平心静气地回答："今天下午。"字句还说得少一点，节省精力呢！

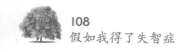

2. 不勉强

当失智症病人忘记了或不会做某件事时，可以从旁提醒他。如果病人学不会，不要一再催促，徒增双方的挫折感。失智症老年人的认知功能虽然逐渐退化如小孩，但不像小孩有学习成长的能力，是不能勉强的。

3. 多赞美

人人都喜欢被称赞，失智症老年人被称赞时常会笑得如孩子般灿烂，可以让他更有安全感。

4. 作好心理准备

当失智症老年人的症状越来越严重时，在生活上，要有父母与儿女可能角色互换的心理准备。

5. 调整作息，寻求社会资源帮助

有能力在家中照顾失智症老年人是最好的，原有的生活要考虑做些调整，包括调整工作岗位、雇用帮手、找其他的子女共同承担照顾的责任，或寻求社会资源的帮助。如果经过衡量，觉得失智症老年人在护理机构受到的照顾会比家中好时，也可以让其住进合适的护理中心，但要时常去探望。

　　有一年我们在日本开同学会，很多同学从医学院毕业后就没再见过面。两位从台湾地区去的同学在旅馆大厅里找不到同学，其中一位指着一群人说，会不会就是他们。另一位说："哪里是？那些人都是老伯伯和老太太哩！"走过去一看，竟然就是同学，让他非常震惊！他不知自己即将步入 60 岁大关，在别人眼中，也是不折不扣的老伯伯了。

　　我们都了解生老病死是自然的过程，但奇怪的是常不自觉地以为那是发生在别人身上的事，而忘了自己也会老，也会经历生病、死亡。照顾失智症老年人也许会让我们提早有这种认知，在感叹生命的无常时，也能较心平气和地接受变老后的一切吧！

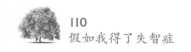

总有一天，父母会变成你的小孩

当父母有机会向儿女学习时，要学会放
下身段虚心求教；而子女们在指导父母
时，更要有耐心。人生的角色有时不是
绝对，而是相对的。

等我问过孩子再决定

那天搭朋友的车，同是乘客的友人手机响了，对方是有线
电视的业务推销员，讲了很多好处，朋友不太了解，回答说：
"要等回到家问过女儿后才能决定。"对方可能觉得是推托之辞，
仍继续推销，朋友只好不断地重复这句话。一旁的我们听了不
禁莞尔，心有戚戚焉。

记得当年考上医学院，新生训练时，教官谆谆力劝大家入
党，并发下申请表，一位女同学对教官说要回家问过母亲才能
决定，便离开了教室，我们几个女生也如法炮制。曾几何时变
成有事情要问女儿了？

我们这一群60岁上下的朋友，大多是第二次世界大战后婴
儿潮最前期的职业性女，自认还上进，即使退休也学习电脑的应

用、网络，平常也用电子邮件沟通联络。然而，科技日新月异，电子信息技术不断推陈出新，实在很难跟得上。有问题，当然最好是问家中的年轻人，但住在外面的儿女好不容易才回家一次，全家欢聚，实在不想拿电脑学习的问题来烦他们。而住在一起的儿女，每天下班后疲惫万分，我也不忍打扰他们。有时问了，儿女一副"这么简单都不会"的表情，面子还真有点挂不住。

有位朋友家中网络不通，打电话到电信公司求助，电话那端的客服人员非常有耐心，讲了许久，但还是无法解决问题，最后忍不住了，问："可不可以请你家孩子来接电话？"想想小时候，有时抢着接电话，那一端会说："请家里的大人来听电话。"朋友的挫折感可想而知。

父母和儿女的角色互换

我们从小被教导要孝顺父母，长大要懂得反哺以回馈双亲，但却没有被告知，有朝一日角色互换之后该如何面对。第二次世界大战后婴儿潮这一代适逢战争结束，经济起飞，教育普及，女性大多事业、家庭一肩挑，不仅要拉扯孩子，还要照顾年迈的双亲。当双亲得了慢性病，尤其是阿尔茨海默病等失智症时，照顾双亲就像在照顾老小孩般，不仅辛苦，对于父母、子女角

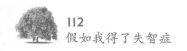

色的互换，一时也难以适应。

没想到我们这一代还没到真正的老年阶段，但在科技应用上，父母与子女的角色对换已提早来到。一位住在台湾地区中部的朋友，对于电脑，只会用简单的上网和电子邮件功能，他住在北部的儿子为双方的电脑安装了可远程遥控的软件，只要电脑出了问题，他儿子晚上下班回家，就可在自己的电脑上操作，立刻解决问题，也不用花太多时间向父母详细解释问题的所在，真是个好方法。他们一家现在经常在网络上用 skype 视频谈话，一起享受科技带来的好处。

有部喜剧电影《辣妈辣妹》(Freaky Friday)，叙述当心理医生的母亲和青春叛逆期的女儿时常争吵，一早起床惊骇地发现两人身体交换了，必须过对方的生活，母亲才知道到学校上课不是那么轻松，而女儿才了解上班也是很辛苦的。因为角色的互换而使母女将心比心，更能互相体谅。

由小到大，我们的角色和位置不停地变换，如果心理有准备，就比较容易适应。作为子女的心怀感恩，父母则心中有爱。当父母有机会向儿女学习时，要放下身段虚心求教；而子女们在指导父母时，更要有耐心。人生的角色有时不是绝对的，而是相对的，不是吗？

阿尔茨海默病能好转吗？

从一开始的震惊难过，到接受医生诊断后，积极安排后续的治疗和生活规划，未来的路也许还很艰辛，但只要坚持下去，不轻意放弃，有经验、有希望、有家人支持就不用怕。

从阿尔茨海默病的世界回得来吗？

《谢谢你，从阿尔茨海默病的世界回来》这本书，光看书名就很吸引人，但可以回得来吗？

这是日本一位执业 52 年的荒井保经医生之妻——荒井和子女士所写的，讲述在荒井医生的记忆力和执行能力逐渐发生问题的 6 年之后，在 87 岁那年被精神科医生齐藤正彦诊断为阿尔茨海默病。荒井医生的病情恶化很快，甚至大小便失禁，让全力照顾他的 78 岁的荒井太太身心俱疲。但在 1 年多后，荒井医生却逐渐进步，开始对事情有兴趣，会与人互动，生活小事可以自理，认知功能虽然还是比以前差，但有明显进步，恢复到轻度的阿尔茨海默病。

一路读下去，充满了好奇和疑问，最后一章齐藤正彦医生对荒井医生病情好转的看法，则适时地替大家解答了疑惑。对于荒井医生病情如此戏剧性的好转，作为最初下诊断的医生难免会担心自己是否误诊了，但经过分析，认为是抑郁症让其病情急转直下，当抑郁情况改善后，病人便恢复到原来的轻度阿尔茨海默病。

影响病情变化的多种状况

的确，阿尔茨海默病虽然是大脑退化而导致的认知功能逐渐减退，但病情因人而异，除了记忆力衰退外，其他认知障碍出现的早晚、严重度以及减退速度有差异，例如有人执行能力不佳、有人以语言表达障碍为主、有人出现妄想等行为问题，有的则没有，所以不能一概而论。

在疾病的过程中，有些情况会导致阿尔茨海默病的病情急速恶化，当这些影响因素消失后，病人通常可以恢复到原来的病情阶段。

可能影响病情变化的情况很多，列举如下。

1.其他慢性病加重：阿尔茨海默病病人多为老年人，原有的慢性病，如高血压、糖尿病、心力衰竭及慢性肺气肿等，可能引起失智症恶化。

2. 出现新的其他疾病：如发生脑卒中、胆囊炎或谵妄等。

3. 并发症：如肺炎、髋关节骨折等。

4. 行为问题影响：产生躁动等行为问题，或原本的行为问题加重。

5. 药物副作用：尤其是抗精神病药物的副作用。

6. 环境的变化：如亲人去世、换了新的照顾者或新环境等。

书中的荒井医生历经了搬新家、胆囊炎和抑郁症等，这些可能是其失智症状快速恶化的原因。

相关问题的延伸思考

在《谢谢你，从阿尔茨海默病的世界回来》一书中，作者细致地描述了其夫妻相识经过、结婚、养育子女、奉养失智的母亲、先生从执业到其发病和治疗的过程，文章娓娓道来，事无巨细。作者虽然身心劳累，却没有怨天尤人的情绪，反而充满了感恩。

不过，这让我联想到两个问题：

一是认知功能出现问题的人，是否能继续工作？尤其医生看诊涉及病人的健康，更应谨慎，怪不得荒井太太提心吊胆，

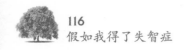
担心先生出现工作失误。

另一个是老人照顾老人的问题。荒井太太的 3 个儿女都非常孝顺，并且安排长子一家与两位老人同住，但在荒井医生被诊断为阿尔茨海默病时，两位老人搬到女儿家附近居住，以方便长子与其孙子同住，真的是天下父母心！

虽然每次荒井医生有紧急情况时，子女都会及时来帮忙，度过难关，后来还请了日间的护工，但作为主要照顾者的荒井太太，压力何其大！而且，现在荒井太太照顾先生，将来谁来照顾她？这恐怕是很多人迟早要面对的问题。

这本书给人最大的启示是坚持下去，不轻言放弃。荒井太太虽然一开始震惊难过，但在接受了现实后，便积极安排后续的治疗和进行生活规划，终于等到了丈夫抑郁症消失、失智症状改善的一天，虽然未来的路也许还很艰辛，但有经验、有希望、有家人支持就不害怕。

轻度失智症病人能继续工作吗？

轻度失智症病人的职场去留，需斟酌自己目前还有的能力，以及职场的挑战性，要以安全为先，还要衡量自己是否承受得了工作压力、同事的态度，以及疾病的影响等。

患轻度失智症的蓝球队教练带队赢得了比赛

2011 年 8 月，美国田纳西大学女子篮球队教练，59 岁的桑米女士宣布，3 个月前她被诊断出罹患阿尔茨海默病，但她决定继续留任，后来她还带领球队赢得了一场比赛。这个例子让轻度失智症病人的工作问题浮出了水面。

阿尔茨海默病主要发生于 65 岁以上的老年人，他们大部分已退休，没有工作上的问题。但少数的早发型阿尔茨海默病病人，年龄未到 65 岁，可能仍在工作，并且由于医生的警惕性提高和各种生物标记的辅助诊断，使更多的阿尔茨海默病可以在早期就被发现；加上全球经济不景气，有些人退休年龄会推迟。这些因素使我们不得不正视轻度失智症病人的工作问题。

轻度失智症病人之所以继续工作，除了可能仍是家中经济的主要来源外，另一个因素是因为拥有工作或职位，可以让人觉得生命有价值、生活有意义，有了身份，也更有归属感。

阿尔茨海默病的早期症状，主要是近期记忆减退，无法学习新知识或新技能，反应也不够快，但其他认知功能障碍还不严重，个性大致不变，很少出现幻觉和妄想，既有的经验和能力仍在，还能经验传承。例如在《我想念我自己》(Still Alice) 这本书中，轻度失智的 50 岁教授在研讨会上，仍能一针见血地

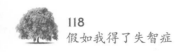
指出学生实验设计缺少控制组的缺失，但过了一会儿就忘了，又重提一次。

安全性和工作性质的考虑

轻度失智症病人是否要继续工作，需斟酌自己目前的能力以及职场的挑战性，以安全为先。如果所从事的是医疗工作（尤其是外科医生）、飞机机师、驾驶员或大企业的负责人，工作或决策关系到他人的性命或公司的运营时，最好还是离职。

其次要考虑工作性质，若要不停地创新会有困难，但若是重复性的、简单的工作则基本没问题。当然，还要衡量自己能否承受工作压力、同事态度及疾病的影响等。

如果选择继续工作，则需要一本随身记事本，把每天要做的事一一记下，每完成一件就划掉一件。最好是有耐心的同事在一旁看着，必要时伸手帮忙。像桑米教练对球员的训练和激励方式应是没问题的，但在激烈的比赛时，可能需要助理教练作快速的战术决定。另外，可以向上司说明病情，考虑调到比较轻松、责任较小，薪资可能也较少的工作岗位。

当觉得工作有点吃力或无法胜任时，就可能该考虑离职了。宁愿自己辞职，也不要因犯了严重错误而被开除或被一再降级而难堪收场。离职之后，还是可以参与简单的义工或小区团体的活动，保持与外界的接触。

　　当然，决定是否继续工作，前提是病人要有病识感*，能接受疾病的诊断，知道自己的能力局限，才能有适当的应对之道。这还得医疗人员和家属委婉地告知、给予适当的建议，共同讨论出适合的决定。

　　★病识感：病人认识到自己身体有异常，且此身体异常与疾病相关，需要治疗并愿意接受治疗。

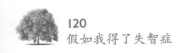

不用急，我们会等你

面对失智亲友的症状时淡然处之，不大
惊小怪，并从旁提醒或不着痕迹地帮助。
你轻轻的一句话"不用急，我们会等你"，
会让失智的亲友感到贴心、安心与放心。

高尔夫球与失智症

日前，我去参加高尔夫球队的月例赛，那天和风徐徐，球
友们都是十多年的旧识，两位球童小姐专业又亲切，我们 3 人
同组，打得顺心愉快。

其中一位患了轻度阿尔茨海默病的球友，挥杆利落、姿势
如昔，且击球距离照旧，但她常不记得球的落点，且有时还没
轮到，她就上发球台发球。有次由她先发球，等我们两位也都
发完球后，她又要上前发球，球童笑着跟她说，她已打过了，
我们也一笑置之，不以为意。体贴的球童会告诉她球道上哪个
球是她的，并主动帮她计算杆数，让她只要专心挥杆就好。

这位轻度失智的朋友经过其医生的心理建设，知道失智症
只是疾病的一种，不用觉得羞耻或刻意隐瞒（而且恐怕终究也

隐瞒不了），因此，当天她虽然觉得不好意思并有些懊恼，但很快就释怀了。

过了几洞，我正在果岭上专心推杆时，忽然有两辆球车从旁边的球道快速通过，好像是有人在球场兜风。听说是一位热爱高尔夫的常客，罹患了失智症后便不再挥杆，但常来此绕一圈，希望能激起他的球场记忆，留住昔日快乐时光。

于是，我们的话题转向失智症。球童说有位客人每次打球都带着失智的妻子来，因为带在身边，他比较放心。这位太太不打球，安静地坐在球车上，但当她先生下车打球时，她就会问："我先生呢？我先生呢？"对失智妻子如此地不离不弃，让球童们非常感动和敬佩。

其中一位球童说，她的一位长辈不仅患有失智症，也因大肠癌接受手术，装了人工肛门，但有时会忘了肚子上为何有个塑料袋，而把袋子扯掉，弄得床上一团糟。另一位球童也有感而发，表示照顾患大肠癌的失智症长辈固然很辛苦，但至少没有危险，不像她的奶奶当年失智，有次清晨起来想要煮饭，虽然不会开煤气，但会用火柴点火，结果差点酿成火灾，后来把厨房的门上锁，全家才安全。

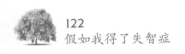

失智症只是疾病的一种

明明是来打高尔夫球，谈的却是失智症，令我不禁想到以下几点。

1. 人口老龄化，使失智人口渐增。

2. 家有失智症病人，全家都要学习并长期备战，亲友和初识者也会受到影响。

3. 失智的症状是慢慢发生，逐渐加重的，因此在轻度还能打球时要把握当下，就算到了不能打时，也还可以坐在球车上看别人打或兜风，每个阶段都有不同的解决和照顾之道。

4. 对于一个已坦然接受失智事实的朋友，不必坚持"你记忆力好得很，才没失智"或强调"人老了，记忆力本来就会差一点，我也一样啦"。不如说"幸好发现得早，可以用药控制，及早治疗"来得确切实际，也具正面的安慰效果。

面对失智亲友的症状时淡然处之，不大惊小怪，并从旁提醒或不着痕迹地帮助。轻轻的一句话"不用急，我们会等你"会让失智的朋友感到贴心、安心与放心。

握手陪他慢慢吃

——失智症喂食秘招

照顾已开始出现进食困难的失智症病人，
可以少量多餐，或准备糕饼等可用手拿的
食物，吃得下就吃，如会呛到或暂时不想
吃则不勉强，务必要让病人感到舒适。

一种原始的反射动作

重度失智的 97 岁陈老太太最近开始喂食困难，喂食时嘴巴
常不张开，牙齿咬得紧紧的，她的儿媳妇得耐心地劝导、等候，
趁她不经意张口时，用小汤匙赶快把食物送入，老太太会自动
咀嚼而咽下。虽然儿媳妇每餐熬的粥里加了肉、蛋、蔬菜、胡
萝卜等营养丰富的食物，但因吃得太少，老太太一天天地消瘦，
家人担忧之余，开始反复研究是否该插胃管以维持营养。

有一次，儿媳妇试着让老人家手握汤匙，虽然拿不稳，也
无法把食物送到口中，但她的嘴巴却张开了。更有趣的是把香
蕉拿到老太太的嘴唇前，她的牙齿依旧紧闭，但把香蕉放在
她手中，她的嘴巴就自然张开，儿媳妇趁机扶着老太太的手，

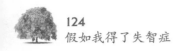
顺利把香蕉放入其口中。家人非常兴奋，认为发现了一种喂食秘招。

其实这是一种原始的张口反射，在初生婴儿的手掌（一边或两边均可）施压，婴儿的嘴巴会反射性地张大，这个现象由俄国学者巴布金（Babkin PS）于 1953 年发现，所以称为"巴布金反射"。当婴儿的大脑逐渐成熟，这种反射现象会受到抑制，约在 4 个月大时消失。但是当有脑伤或大脑退化到某个程度时，大脑的抑制作用丧失，张口反射会再度出现。

用胃管灌食真的好吗？

人的吞咽动作非常复杂，受到大脑、脑干以及脑神经的控制。重度和极重度失智症病人几乎都要面临吞咽困难，时间久了会导致体重下降、营养不良的难题，因此常插胃管，少数则进行胃造口术，以确保病人获得足够的营养与水分。

虽然根据 2009 年考克兰实证医学数据库回顾的结果，已显示插胃管或进行胃造口术，并不如一般人所预期的能增加极重度失智症者的存活率，或减少其得肺炎的机会，反而可能使病人变得痛苦、躁动，还要担心病人会拔管子而需绑住双手等护理上的困难。然而，即使在美国，疗养院中的失智老人还是有

1/3 接受这种人工管道的喂食，主要是为了节省时间与人力，而且也怕被舆论指责让病人"饿死"。

尽管如此，仍有很多人认为，用胃管灌食可以改善病人的营养状况，减少病人患上褥疮或是让已有褥疮的伤口好得快一些。然而，2012 年的两篇研究文章诉我们事实并非如此。

其中一篇是来自日本的研究，他们追踪了 31 位使用胃管和 33 位使用胃造口灌食的失智症病人，在 6 个月后评估病人的营养状况，发现经过灌食后，营养状况并没有显著的进步。

另一篇文章分析了美国联邦医疗保险中，1124 位接受胃造口管灌食病人发生褥疮的状况，结果显示，接受灌食者发生新褥疮的概率为用口进食者的 2.27 倍；而且在已有褥疮的病人当中，接受以管灌食者，复原的概率比用口进食者少了 30%。

少量多餐的"仅舒适喂食"

那么，我们要如何照顾已开始出现进食困难的失智症病人呢？

2010 年 3 月《美国老年医学期刊》的一篇论文，建议对极重度失智老人"仅舒适喂食"（comfort feeding only），照顾者以少量多餐的方式来喂病人食物，或准备老年人可以用手拿着吃

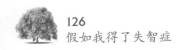

的食物（finger food），例如糕饼，吃得下就吃，如会呛到或暂时不想吃则不勉强，务必让老人感到舒适，但要作好老人会逐渐消瘦的心理准备。

失智症病人的安宁疗护已于 2009 年 9 月被纳入"健保"给付，相信许多医生和失智症病人家属还在摸索如何让极重度失智症病人顺利度过生命的最后阶段。陈老太太目前虽然还没有到安宁疗护的阶段，但进食困难让家人开始思索这个问题，应该与医生讨论，未雨绸缪。

父亲没说出的话

一般人虽然忌谈死亡，但生命本来就是
一段过程，生时愉快，死时平静，智慧
的考验，就在于如何做一个平和、自然、
顺利的生死转换。

父亲无声的眼泪

父亲 84 岁时，被发现患了阿尔茨海默病，一直到 89 岁那年因慢性阻塞性肺病住院时，仍只是轻度失智，保有高度幽默感和流畅的书写能力。

住院后，因慢性阻塞性肺病的病情加重，父亲做了气管切开并接上呼吸器，转到台湾中部一家呼吸照护中心，一住就是两年半。这段期间，我嫂嫂和两位姐姐轮流每天早上到护理中心陪伴父亲直至黄昏。高龄的母亲约每星期探望 1 次，母亲要离开时，父亲有时会张大嘴巴无声地哭泣，母亲也跟着落泪，走出病房说：

"看他插管那么难过，我心疼。"

呼吸护理中心的护理良好，父亲偶有肺炎等情况，也都处

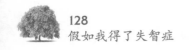

理得很好。

父亲 92 岁那年，因败血症转入了重症监护病房。护士晚上为父亲翻身时，小腿的胫骨意外骨折，第二天早上我们接到通知赶到重症监护病房，接受了医疗人员的道歉。

想到接着呼吸器的父亲，连这种刺骨的痛都无法大声叫出来，我们心如刀割，但也知道父亲的情况不适宜手术、无法牵引或打石膏固定，只能请工作人员动作轻一点，并且要求在为其翻身时先打止痛针。

92 岁的父亲过世前的 15 个小时，血压降到 60~70 毫米汞柱，我轻声呼唤：

"爸爸。"

他微弱地睁开眼睛，目光由我脸上移向哥哥，好像在告别，又似乎在说：

"嘿，你们两个做医生的，还有什么法子吗？"

母亲为自己作了最好的决定

母亲与父亲同一年出生，多年来有高血压和慢性心力衰竭，按时服药，病情稳定。但在 91 岁那年也被诊断为阿尔茨海默病，7 年之内，由轻度逐渐变为重度，历经了常常找不到东西、疑心、坐轮椅游走、不会自己服药、无法处理财务、以为家不是家、不认得家人、不记得自己的年龄和说不出自己的名字等阶段，到了 3 年前，生活已完全必须依赖他人。

这 3 年来，母亲除了有哥哥和嫂嫂的全力照顾，还请了 24 小时的护工，即便如此，母亲仍免不了偶尔跌倒，脸上摔出瘀青。

最近 3 个月，母亲的情况明显变坏，得由哥哥抱着，同时另一人从旁协助，才能从轮椅移动到马桶上。本来可以享受一天 3 餐和两顿小点心的母亲，食欲逐渐变差，嫂嫂想尽办法，如熬粥、配营养品等，并且耐心地一匙一匙喂母亲吃，但母亲仍然吃得很少，而要不要插胃管以维持营养的念头，不时浮上我们的心头。

看着母亲逐渐消瘦的样子，我突然明白了，父亲当年临终前，微弱地睁开眼睛看看哥哥、看看我，其实是在交代：

"傻孩子，以后千万不要让你们的母亲受我这种苦！"

父亲离世之后，想到母亲对父亲气管插管的不忍，我们做子女的也曾痛定思痛，仔细商讨后，一致决定将来不会对 98 岁高龄的母亲施行心肺复苏和气管插管急救，而且除了定期门诊复查外，要保护母亲，能不住院就不住院。

然而，不插气管与不插胃管是两回事，我们真的可以看着母亲不吃不喝吗？

"健保局"已于2009年9月把失智症的安宁疗护纳入"健保"给付，但还没有具体的家庭安宁疗护措施。刚好在2010年6月，有个"重度失智优质缓和疗护培训研讨会"，我特别为了母亲去上这两天的课程。虽然此课程与医学文献都指出，插胃管并不会延长重度失智病人的生命，因此不建议置放胃管，但我心里仍挣扎着。

最近一个星期，母亲吃得更少了，嘴巴常不会张开，或张开了也不会把食物吞下。嫂嫂非常担心，忍不住带母亲到医院插胃管，之后灌些流质食物。但当天晚上，母亲一阵咳嗽，把鼻胃管咳了出来，并且开始喘息，心率加速。哥哥将母亲的头抬高一些，约1个小时后，母亲的喘息逐渐平静并且入睡。但半夜时，却发现母亲已在自己的床上去世了，有福报的母亲，为自己作了一个最好的决定。

一般人虽然忌谈死亡，但古人不见得都如此，如《尚书·洪范篇》中说的五福：寿、富、康宁、攸好德、考终命，考终命即是老寿而死。

生命本来就是一段过程，生时愉快，死时平静，智慧的考验就在于如何做一个平和、自然、顺利的生死转换。

（本篇文章为作者刘秀枝写其亲身经历。）

> 阿尔茨海默病非家族性疾病，而是全家疾病

得了失智症并不羞耻或丢脸，那只是疾病的一种。目前，失智症不但已被纳入"长期照顾 10 年计划"，而且相关的安宁疗护也被纳入了"健保"给付的范围。

用"失智症"取代"痴呆症"，改变此病给人的负面印象

2010 年 6 月，我参加了台湾失智症协会（TADA）、台湾临床失智症学会与台湾老年精神医学会共同举办的学术研讨会，紧接着又参加台湾失智症协会与台湾安宁照顾基金会合办的"重度失智优质缓和医疗照护培训"的两天课程。会场上有医生、护理人员、义工、心理医生、物理治疗师以及照顾者和家属等，还有"卫生福利部及社会司"领导的演讲，让我感受到台湾地区社会对失智症的重视。3 天下来，受益良多，感触颇深。

台湾辅仁大学的教务长刘兆明教授分享他照顾 89 岁父亲 18 年的经验，强调用"失智症"取代"痴呆症"，以改变一般人对此病的负面印象。

十多年前，他的父亲曾参加台湾地区第一个有安慰剂对照

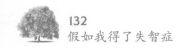

组、随机抽样、双盲的阿尔茨海默病药物临床试验。试验用药是一种胆碱酯酶抑制剂，一天服用 3 次，而且因为可能有肝毒性，需每 2 星期抽血检查肝功能。试验过程非常复杂，但所有的受试者与家属都很配合，都抱着一线希望，期望能抽到试验用药以控制病情，更希望有效的新药尽快上市。

刘教授说，后来"健保局"应用 3 种没有肝毒性的胆碱酯酶抑制剂，但需每 6 个月做简短智能测验，如果分数比原来下降 2 分以上，则表示药效不明显而停药。虽然还是可以自费，但 1 个月药费 3000 元是个不小的负担。因此每次在检查室外等着做测试时，气氛都很紧张，家属常不断地向病人提醒"今天是星期五喔""93 减 7 还有 86"等，明明知道等到测试时病人可能不记得，但还是忍不住努力复习。

幸好，从 2010 年 5 月 1 日起，"健保局"将追踪简短智能测验的时间改为每年测试 1 次，大大地降低了病人与家属的压力。可见绝大多数阿尔茨海默病虽不是家族性遗传疾病，却是个影响全家的疾病。

豁达来自深爱：长期照顾 10 年计划

在那两天的研讨会上，有多年临床经验的 Carol Long 博士提出了缓和疗护的具体方法，主要是让病人舒适。她提到美国第一位女性大法官桑德拉·戴·奥康纳（Sandra Day O'Connor）的丈夫，因罹患阿尔茨海默病十多年，早已不记得妻子，住到疗养院后与院中一位阿尔茨海默病女性病人发生恋情，奥康纳大法官知道后并不以为意，认为只要丈夫活得舒适、高兴就好，豁达来自于深爱。

台湾地区自 2008 年开始推动的"长期照顾十年计划"把失智症也纳入了体系中，从 2009 年 9 月 1 日起，失智症的安宁疗护已被纳入"健保"给付，医疗工作者正在努力将其落实，衷心希望这份对失智症病人的关心与重视，能持续地延续下去。

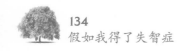

病人背后的隐形病人
——需要支持的照顾者

失智症病人的照顾者只能以病人为中心
来生活，等到真的撑不住时，常是已经
完全崩溃或病倒的时候。照顾者，其实
是病人身后的"隐形病人"。

令人叹息的案例

有位罹患阿尔茨海默病的老太太在我的门诊就诊多年，眼
看着她的病情由中度逐渐变为重度。最近，她的女儿带着 3 岁
的小儿子陪老太太复诊，老太太坐在轮椅上无法行走，手脚均
已僵硬，连自己的名字都不会说，但是眼睛却跟着小男孩的身
影转。小男孩被母亲教育得活泼而有教养，不时过来拉拉外婆
僵硬的手，说是帮她做运动。他对着外婆吹口哨或学鸟叫，外
婆也鼓起嘴巴试着吹口哨，发出一些声音，还伸出手去摸摸小
男孩。这一方面是外婆疼爱小孙子的动作，但也彷佛像个孩子
看见了另一个小孩，感觉到有了"同伴"般的兴奋和快乐。

老太太的女儿把母亲照顾得无微不至。她感叹说："父亲生前常抱怨照顾母亲多么辛苦，现在我才深有体会。"这位年轻母亲要照顾的不只是一个 3 岁小男孩，而是两个小孩，只是其中一位体型较大，行动不便，且肌肉萎缩僵硬了，其辛苦可想而知。

几年前，有位接受临床药物试验的阿尔茨海默病病人，每两个星期由妻子带来诊疗室抽血，并接受评估，配合度佳，但可以看出妻子因照顾病人，显得非常疲累、焦虑且抑郁。后来得知，她每次把病人带来诊疗室后，自己就去看精神科门诊求助了。遗憾的是，最后因为太太的抑郁症加重，也无法再陪着病人来复查治疗了。

照顾者其实是隐形病人

失智症病人的照顾者，总认为以病人为中心生活好像是自己的天职，而且会认为只有自己了解病人的需要，甚至不放心有时将病人交给别人帮忙照看，虽然累一些，但还撑得住，等到真的撑不住时，常是已经完全崩溃或病倒的时候。照顾者其实是病人身后的隐形病人，也是需要被照顾的啊！

只有照顾过失智症病人的人，才能理解照顾者的辛苦。照顾者长期承受着身体、情绪及经济上的负担，在疾病早期时是

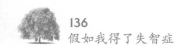
脑力、心力的煎熬，晚期则是体力的折磨，以及无时无刻的付出。当失智症病人有妄想或幻想等异常行为时，甚至会对照顾者有暴力行为。

台北荣民总医院曾对 76 位（包括 34 名男性和 42 名女性）阿尔茨海默病病人的照顾者，作"照顾者压力"的调查问卷研究，结果显示 1/3 的照顾者有抑郁症倾向，特别是以病人的配偶与儿媳的抑郁量表分数较高。

照顾者所承受的心理负担受许多因素的影响，其中影响最大的因素是照顾者所受的教育程度较低、病人有攻击性的异常行为，以及照顾者的年龄较大等。受教育程度低者的心理负担较重，可能是因为所得到的社会及经济上的支持较少，知识资源不够，所以解决问题的能力相对差一些。

善于利用各种护理资源，寻找休息空间

很多家属都不忍将失智症病人送进护理中心，所以就算身心劳累，还是选择自己照顾。的确，失智症病人如果能生活在熟悉的环境中，又能感受到家庭的温暖，对病情控制确实是有帮助的，但还是要量力而为，毕竟如果照顾者病倒了，对病人或家庭来说损失都更大。

其实，政府和民间都有一些护理资源可供利用，以减少照顾者的负担，包括居家服务、居家护理、日间照顾或喘息服务等（可参考附录）。

失智症的护理，也是政府"10 年长期护理计划"的重点之一，各地都设立了长期照顾管理中心，为人们提供了便利的服务窗口，当有各类长期照顾相关资源推广与福利咨询的问题时，可通过长期照顾管理中心的帮助，让人们获得有用、完整的福利信息与完善的照顾服务。失智症病人在病程进展过程中，若需要帮忙时，家属可以向当地长期照顾管理中心咨询，并申请相关帮助资源。

此外，一些民间团体和病友协会，也常会举办家属和照顾者的教育培训课程，以帮助照顾者了解如何照顾病人，也照顾自己。

在门诊长期追踪的失智症病人，有时过了几年，原先的照顾者就突然不再陪病人到门诊复查了，询问之下常是得了癌症、患了重病，甚至因病过世了，而失智症病人依然健在，有时也不记得原来的照顾者了。我心中不免唏嘘，为之心痛。希望这些燃烧自己、照亮病人，尽心尽力的照顾者，也都能好好地照顾自己，减少遗憾。

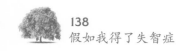
丈夫失智了，妻子也会吗？

照顾者请不要一个人把所有的工作都扛
下来，应该请家庭成员共同分担，有长
期抗战的心理准备，而且只有先把自己
照顾好，才能照顾好失智症病人。

失智症病人的配偶，也容易失智吗？

某次演讲结束后，一位女士告诉我，她 80 岁的父亲 4 年前
被诊断出阿尔茨海默病。由于她和哥哥都成家了，且为事业奔
波，平常都由 78 岁的母亲独力照顾，但父亲有时脾气不好，还
会怀疑别人要害他，使母亲筋疲力竭，而且记忆力也大不如从
前，她很担心母亲会因照顾父亲也患上失智症。

我告诉她，阿尔茨海默病是不会传染的。若怀疑母亲的记
忆力不佳，应该带母亲就医，请医生评估是否有失智症或抑郁
症等。但如果母亲也被诊断有失智症，应该是年龄大或其他因
素引起，与父亲的失智症无关。只是那时，他们兄妹就得担负
起照顾失智双亲的重担了。

但是，失智症的配偶患失智症的概率是否较高呢？ 2010 年

5 月刊载于《美国老年医学期刊》的一篇论文，刚好可以回答这个问题。

失智症病人配偶患病的风险是普通人的 6 倍

在美国犹他州一个郊区 Cache County 进行的长期流行病学研究，对当地 1221 对（即 2442 人）没有失智症、且年龄大于 65 岁的夫妻，每 3 年进行一次追踪检测，以认知测验筛检和临床评估来诊断是否罹患失智症，最长追踪 12 年。参与者平均年龄为男性 76 岁、女性 73 岁，平均结婚 49 年。结果共有 255 人在追踪期间发生失智症。

由于年龄、性别、教育程度、经济社会发展情况和载脂蛋白基因 E 等，都有可能是失智症的危险因子，对这些因子进行控制之后，并将配偶发生失智症后的追踪时间也一并纳入统计分析，发现配偶是失智症病人的人发生失智症的风险率，为配偶不是失智症者的 6 倍。

这个研究没有衡量配偶是否为失智症病人的主要照顾者，但这些失智症病人大多住在家中，配偶即使不是主要照顾者，也是照顾者之一。6 倍风险率之高远超过预期，作者推论，除了夫妻有共同的生活环境，以及可能同类性

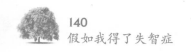

格相互吸引外，最主要的原因是长期照顾失智症病人的慢性压力可能导致配偶海马回萎缩而出现失智症。

虽然此研究显示，如果配偶患有失智症，则罹患失智症的风险率为配偶没有失智症者的 6 倍，但并不一定会得病，而且此研究的失智症是临床诊断，没有颅脑 CT 等其他实验室检查以判断是何种失智症，也缺乏对照顾者的精神压力、焦虑或抑郁等评估来佐证其结论，因此，对该研究结果需小心解释，也需要其他学者的研究来印证。然而，许多其他研究发现，失智症病人的照顾者容易出现焦虑、抑郁，且少运动、缺少社交活动，这些都是诱发失智症的危险因子，上述研究结论也有一定道理。

给失智症照顾者的 5 项建议

这篇论文印证了失智症的照顾者也是个隐形病人。那么，照顾者该如何做呢？以下几点可供参考。

1. 不要一个人把所有的工作都扛下来：应该请家庭成员共同分担，否则当主要照顾者累倒时，大家会乱成一团。像前文提到的，子女再忙也要抽出时间来分担照顾工作，让母亲偶尔有喘息的机会。

2. 要先把自己照顾好，才能照顾好失智症病人：例如要多出去走走，与亲友同游散心，并坚持原来的嗜好，如看书、听音乐等。

3. 加入失智症的支持团体：寻求各种帮助资源和渠道，以减轻压力。

4. 要有长期抗战的心理准备：及早把失智症病人的财务规划好，减少后顾之忧。

5. 了解阿尔茨海默病目前无法根治：接受"少输为赢"的治疗观念，才不会在治疗效果不理想时勉强病人，或因抱太高期望而备感挫折。

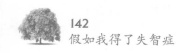

你的健康是他的靠山

接受家人帮忙分忧解劳，善用社会资源
及机构照顾，不放弃兴趣爱好，与老朋
友保持联系，以及寻求医疗帮助——照
顾者身体健康、心情愉快，病人才能获
得更好的照顾。

医疗的发展使我们的平均寿命延长，但也让慢性病病人
越来越多。病人不仅日常需要人照顾，病情恶化时又要住院
治疗，而家中可能还有另一位老人需要照顾，令家属奔波劳
累，身心备受煎熬，有如两头烧的蜡烛。有些家属全心全力
照顾病人，自己反而吃不下、睡不着、忧虑担心，也跟着累
倒了。

一些拥有新观念的家属在家人病倒后，除了大部分时间照
顾病人外，还会想办法锻炼身体，注意饮食，一方面保存体力，
另一方面也是因为亲人生病有所警惕，而更加注重保养自己。
除此之外，还有其他减轻照顾者负担的方式。

接受家人帮忙分忧解劳

家中有人生病时，不要把责任都揽在身上。如有兄弟姐妹，大家应分担责任，轮流照顾。

我有位病人，因为儿女工作忙碌，无法分身照顾，于是众多子女集资，以每月 3 万元聘请其中一位没工作的儿媳代劳。一样花钱，请自己的亲人照顾得更周到，也比较安心。

有位失智症的老先生与太太同住，都是由太太照顾，但太太要儿子每天下班后，一定要过来陪父亲散步 1 小时左右，好让她能有时间喘息一下。

利用社会资源及专业机构

目前有许多各种疾病的家属支持团体或协会，如家属照顾者关怀协会等，可提供许多资源及帮助，让家属有喘息或吐吐苦水的机会。

近年来设立了日间照顾中心，让上班族能安心地上班，也让病人有团体生活和参与活动的机会。此外，当病人无法在家中接受照顾时，可以视其病症安排住到护理之家、疗养院等慢性病服务机构，而家属可每天或隔日探视、陪伴，身心压力会减小很多。

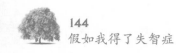

不要放弃自己的兴趣爱好，与老朋友保持联系

有位患失智症的太太，每天把先生送到日间照顾中心后，就去公园运动、打太极拳，也常与老朋友在家中唱卡拉 OK 缓解压力，以避免抑郁。

许多病人家属一句"没心情啦""没时间啦"，把自己和外界隔绝，困坐愁城，时日久了，身心也累出毛病了。

寻求医疗帮助

当照顾病人的压力大到无法承受或化解，照顾者出现胸闷、胃痛、抑郁、焦虑、失眠时，不要犹疑，一定要去看医生。照顾者身体健康、心情愉快，病人才能获得更好的照顾。

适度休息、照顾好自己，才能陪伴病人走更长、更远的路。

我会得妈妈的阿尔茨海默病吗？

阿尔茨海默病就跟许多疾病一样，致病
和发病原因复杂，都受到基因和环境改
变作用的影响，所以，即使本身有致病
基因，如果后天注意预防，也可能不发
病或至少能延迟发病。

先天遗传还是后天得病？

在一场演讲中，一位40多岁的女士问："我外祖母85岁
时，被诊断为阿尔茨海默病；我母亲现年75岁，今年初也被发
现有轻度阿尔茨海默病。请问她的病会遗传给我吗？"

阿尔茨海默病是最常见的失智症，占所有失智症的60%左
右，也是最常见的中枢神经退化性疾病，造成病人的记忆力和
其他认知功能逐渐减退，影响日常生活，可能还有妄想等精神
行为问题，最终发展为生活无法自理。

超过90%的阿尔茨海默病是散发性的，其病因目前仍不清
楚，发病年龄通常大于65岁。只有1%～5%的阿尔茨海默病
是自体显性遗传，即父母其中一位罹患此症，则其子女得病的

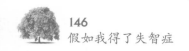

概率是 50%，且发病年龄通常小于 65 岁。因此，阿尔茨海默病常被分为"早发型"（发病年龄在 65 岁之前）和"晚发型"（发病年龄在 65 岁之后），有些学者则是以 60 岁来区分。

其实，两者的大脑病变和临床症状并无不同，只是早发型阿尔茨海默病的自体显性遗传概率较高，病程进展较快，且对家庭的冲击更大。

我有阿尔茨海默病的遗传吗？

目前已知有 3 个基因发生突变会造成自体显性遗传的阿尔茨海默病，第 1、第 14 和第 21 对染色体上的 PSEN2，PSEN1 和 APP 基因，其发病年龄分别为 40~75 岁、30~60 岁以及 40 ~ 60 岁。

其中，具有 APP 和 PSEN1 基因突变者都会发病，只是发病的年龄迟早不一。而 PSEN2 基因突变的普及率（penetration rate）为 95%，表示有 5% 具 PSEN2 基因突变者不会发病。而且这 3 个基因突变的发病年龄范围相当大，甚至在同一家族中，发病年龄可相差 20 岁之多。

对于早发型或怀疑有家族性遗传的阿尔茨海默病病人，台湾地区多家医学中心的失智症研究团队，都可以通过血液检测方法，去了解病人是否有 APP，PSEN1 或 PSEN2 的基因突变。

　　然而，自体显性遗传的阿尔茨海默病病人的成年子女，虽然没有失智症状，但有一半的机会可能带有此遗传基因。是否要接受基因检测？这是个严肃的问题，如何抉择因人而异。不检测，一颗心悬在半空中，不免忧虑烦恼，却又心存希望。如检测发现没有基因突变，心理压力自然解除；但如果证实遗传到基因突变，很可能会造成焦虑、抑郁，影响生活质量。当然也有人在发现自己有基因突变后，会好好规划未来的人生。

　　因此，没有失智症状的成年子女需与医生好好商量，有足够的咨询资料，作好心理准备后，再慎重决定是否接受基因检测。

我患上散发性阿尔茨海默病的概率高吗？

　　多数散发性阿尔茨海默病的发病也与一个位于第 19 对染色体上的载脂蛋白基因 E 第 4 型（APOE ε4 allele）有关。

　　载脂蛋白基因有 3 种不同的等位基因（alleles）型态：ε2，ε3 和 ε4。每个人有来自父母亲各一个等位基因，通常是 ε3/ε3。如果具有一个载脂蛋白 ε4，则罹患阿尔茨海默病的概率为带有载脂蛋白 ε3 的 2 ~ 3 倍；如果具有 2 个载脂蛋白 ε4，

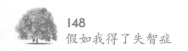
则概率增加为 2 ~ 10 倍。

然而，载脂蛋白 ε4 只是增加患病概率，并不一定会得病；相反地，不具载脂蛋白 ε4 者，也并非就不会罹患阿尔茨海默病，只是概率较小。因此，载脂蛋白基因 E 第 4 型是阿尔茨海默病的易感性基因，而不是致病基因。

目前许多教学医院都可以进行载脂蛋白基因检测，但主要用于研究，不适用于诊断或预测患上阿尔茨海默病的发病率。

除了已知的自体显性遗传外，阿尔茨海默病的发病率是否还受其他基因或遗传的影响？研究显示，阿尔茨海默病病人的直系亲属罹患此病的概率为一般人的 2 倍。丹麦的双胞胎研究发现，在同卵双胞胎中，其中一位若发生晚发型阿尔茨海默病，另一位患此病的比例为 32.2%，而在异卵双胞胎中的比例则只有8.7%，可见基因在晚发型阿尔茨海默病中扮演了重要角色，只是还有哪些相关基因，目前并不清楚。

与其担心，不如多动脑、多运动、控制血管因子来预防

其实阿尔茨海默病与许多疾病一样，致病和发病原因复杂，都受到基因和环境改变作用的影响。阿尔茨海默病的危险因子还包括年龄、女性、低教育或不动脑、血管性因子（高血压、糖尿

病、高脂血症）、活动少和人际关系不良等。即使本身带有致病基因，如果后天注意预防，也可能不发病或至少能延迟发病。

在美国一项著名的"修女研究"（The Nun Study）中，有1/5的修女大脑解剖后呈现中度或重度的阿尔茨海默病病变，但她们生前并未出现失智症状，很可能是因为修女们生前受教育、勤动脑之故。

因此，对这位女士的提问，我回答：

"您的外祖母和母亲发病年龄在65岁之后，是属于散发性阿尔茨海默病，恐怕还是与年龄有关，不是遗传因素造成的，因为只要活得够老，一生中罹患阿尔茨海默病的概率是10% ~ 20%。

"然而，研究发现阿尔茨海默病病人的直系家属，患上此病的机会为一般人的2倍，因此，您得病的机会也许比一般人高一些，但并不一定会得。目前可以做的是在中年时就开始以多动脑、多活动、控制血管因子等来'预防'阿尔茨海默病，做好这些比担心是否会得病更有实际意义！"

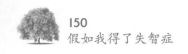

家人失智，我该做遗传检测吗？

的确，每个人都有权利选择不受牵绊的
人生。但是，如果明知道对方有病或可
能会发病而仍然相爱、不离不弃，这种
爱的承诺不是更令人感动和钦佩吗？

父亲的心事

一位久未碰面的朋友看起来有些苦恼，原来是他钟爱的女儿要结婚了，但这不是喜事吗，难道是做爸爸的舍不得女儿出嫁？

他缓缓地说出了心事……

原来他女儿未来的婆婆患有失智症，而且听说是遗传性的早发型阿尔茨海默病。那么，这位未来的女婿是否也有此遗传基因？未来的女婿不愿意做基因检测，女儿也舍不得要他去做，而朋友更不忍心逼女儿去劝男友要面对现实，但又担心将来的孙子怎么办？爱的表现怎么会如此复杂？

这位朋友的亲戚有位患阿尔茨海默病的长辈，虽然没有亲自照顾，但他和女儿都深知照顾者的辛苦，想到女儿有一天可能成为失智症的照顾者，朋友感到很烦恼。

阿尔茨海默病的基因检测

阿尔茨海默病是最常见的失智症，只有不到 5% 是由于基因遗传而得病，且为自体显性遗传，即父母亲其中一位患上遗传性阿尔茨海默病，其子女有 50% 的概率会遗传此病。

目前已在人类第 1、第 14 和第 21 对染色体上，分别找到了致病的变异基因：PSEN1，PSEN2 和 APP，台湾地区的许多大医院都可抽血检测。

遗传性阿尔茨海默病发病的年龄较早，通常在 65 岁之前，甚至在三四十岁即发病，是属于"早发型阿尔茨海默病"，但并非所有的早发型阿尔茨海默病都具有遗传性，能找到家族遗传基因的只占其中一小部分而已。因为是自体显性遗传，只要带有一个来自父母的遗传基因即会发病，只是时间迟早而已；反之，如果没遗传到父母的致病基因，则不会有遗传性阿尔茨海默病，患阿尔茨海默病的机会与一般人相同。

这种自体显性遗传的典型疾病代表是"亨延顿病"，主要症状为不自主的全身抽搐和失智症状，病人在中年后才发病，目前已有一套标准的检查程序，可以事先进行基因检测，以得知

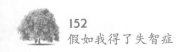
是否可能得病。

主要是受测者在接受基因检测前,要先接受详细的遗传咨询,了解检测的意义,并且在心理上作好充分的准备后再检查,目前遗传性阿尔茨海默病的基因检测也遵循此种模式。

那么,有遗传性阿尔茨海默病家族史而没有症状的人,是否要接受基因检测?这是个严肃的问题,基于病人自主的原则,别人虽然可以给意见,但决定权仍在当事人手中。

每个人都有权利选择是否进行检测

想接受检测的理由,主要是想知道是否携带遗传基因以便及早预防。如果发现带有此基因,不免沮丧、伤心,担心被贴上病人的标签;但相反地,也许可以及早规划事业、财务、家庭和人际关系,更珍惜当下。若确定没有携带此基因,则可放宽心情,从此好好过日子,不再担心何时会得病。

而不想接受基因检测的主要理由,则是因为目前阿尔茨海默病还无法根治,也无法完全预防,如果检测出来有遗传基因,也不能提早治疗,只是徒增伤感和无奈。

每个人都有选择检测或不检测的权利,甚至检测了之后,也仍有选择要不要知道检查结果的权利,不论选择为何,都应受到尊重。

至于病人的未成年子女，除非心智各方面都已成熟到能了解基因检测的意义并有法定监护人的同意，才能接受检测，但一般都是建议等到受测者成年后再自行决定。

不过，当涉及组织新家庭时，是否应将基因检测结果告诉结婚对象，以让对方有准备并做出抉择呢？

爱的承诺，爱的抉择

我一直很喜欢《圣经·哥林多前书》的"爱是恒久忍耐，又有恩慈……"，爱是全盘的接受，是没有条件的。然而将近30年前，当我在美国当住院医生时，有两件事情让我印象深刻。

一位少妇因病毒性脑炎住进重症监护病房，昏迷多日，她的丈夫几乎是日夜守在重症监护病房外不肯离去，恩爱之情令人动容。后来少妇病情稳定出院，但留下了癫痫的后遗症。隔了1年多，少妇因癫痫难以控制再度住院时，美丽如昔，却不见她的丈夫，原来他因无法忍受妻子的癫痫而选择离婚了。

有一对博士后情侣，男孩得了恶性脑瘤，开刀后由女孩陪同定期接受化疗，但他的病情逐渐恶化，女孩无法兼顾学业和照顾男孩，于是把男孩送回老家让其母亲照顾。

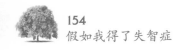

　　当时我为这样的结果怅然不已，但同事们有不同的看法，认为每个人都有权利选择自己不受牵绊的人生。

　　是这样吗？也许疾病是在相爱之后才发生，如果知道对方有病或可能会发病而仍然相爱，不离不弃，这种爱的承诺更令人感动和钦佩。

　　我与朋友的这一席话，仍然没有解决他的苦恼和担心。我只能劝他：女儿已成年了，在了解事情的前因后果之后，心甘情愿地作了爱的抉择，父母就在一旁给予深深的祝福吧！

阿尔茨海默病的伦理问题

一般人对失智症的想法是"他什么都不知道了，不知道自己有病，也没有行为能力"，其实这主要是对重度病人而言，轻度或早期的失智症病人则还保有某些自主能力。

要不要告知病人诊断结果？

当一种疾病进展到某个阶段，社会水平也提升到某个程度时，人们才会开始注意及注重医学伦理问题，阿尔茨海默病就是个例子。

有关阿尔茨海默病的伦理问题非常多，首先是"要不要告知病人诊断结果？

2005 年，台北荣民总医院曾对 150 位陪病人来看神经科门诊的家属（其中 59 位是失智症病人家属）作问卷调查，发现只有 76% 的人希望当其家人有失智症时，病人被告知，主要是怕病人受到伤害。然而却有 97% 的人希望当自己患上失智症时被告知，表示台湾地区一般人的自主性逐渐提高。

医生对失智症病人是否应告知，通常会先征询家属意见，并考虑病人的失智严重度、病识感、个人意愿与文化教育背景等因素。若决定告知，一般会采取渐进式的方法，并且使用比较柔和的说法，如"大脑退化"等。四五十年前，医生通常不会直接告诉癌症病人真实病情。但近年来，因治疗时有突破，癌症已不那么可怕，医生几乎都会告知癌症病人诊断结果，以助其积极接受治疗。而在未来，是否也可以像癌症一样，将结果据实告知呢？

一般人对失智症的固有认知是"他什么都不知道了，不知道自己有病，也没有行为能力"，其实这主要是对重度的失智症病人而言。轻度或早期的阿尔茨海默病病人仍有病识感，还保有某些自主能力，也可能了解药物临床试验而决定是否要参与。

但是，病人的自主能力和判断能力会随着病情的进展而逐渐变差，所以决定是否参加药物临床试验时，通常都需要其主要照顾者或法定代理人的积极参与，评估风险和利益，还要看作息时间是否能配合等，甚至代为决定；如决定参加，也必须和病人一同签署受试者同意书。

重度失智症病人的大脑萎缩，并不会直接造成死亡，但病人需要全天被照顾，也容易因肺炎等感染而去世。"健保局"从

2009 年 9 月起，已将失智症的临终关怀纳入"健保"给付。

如何让极重度失智症病人顺利度过人生最后阶段？

相信许多医生和失智症家属都还在摸索，如何让极重度失智症病人顺利度过人生最后阶段，这也是台湾地区目前很热门的研讨话题。例如当病人进食困难时，是否应插鼻胃管？

有文献认为，插胃管或胃造口术并不如一般人所预期的，能增加极重度失智症病人的存活率或减少其患肺炎的机会，反而可能让病人痛苦。

其实，也许可以参考一种"舒适喂食"的方式，以少量多餐的方式来给重度失智症病人喂食，吃得下就吃，如会呛到或暂时不想吃则不勉强，务必让老人家感到舒适，但要作好老人家会逐渐消瘦的心理准备。

正常人或怀疑自己记忆力减退的人，应不应该接受阿尔茨海默病生物标记相关的检查？

关于阿尔茨海默病的伦理问题，这两年在国外最受瞩目的是：“正常人或者怀疑自己记忆力减退的人，应不应该接受检查，以了解大脑内是否有淀粉样蛋白斑的沉积？”

这项议题开始于2011年，美国国家老年研究院（NIA）与阿尔茨海默病协会（AA），依据最近十几年来在阿尔茨海默病研究的发现，联合发表了阿尔茨海默病新的诊断标准与建议。

新诊断标准里最大的突破，就是尝试去定义最早可能检测出阿尔茨海默病的阶段——“临床前阿尔茨海默病”：这些人在临床上尚未出现认知功能的问题，但因参加研究，由脑脊液或脑部淀粉样斑的PET检查结果得知，脑内已有一定程度的淀粉样斑沉积。这两年来在研究上也显示，这些人日后认知功能减退的速度与得阿尔茨海默病的概率确实较高，但并非每个人病情都是这样发展。

那么，究竟是否要让人们接受这样的检查，为未来的不确定预先作准备呢？其实，目前医疗上对于这群人仍没有有效的预防用药，所以并不鼓励人们进行此检查！

由于医学的快速发展，医学证据发展的速度总是比伦理问题的讨论来得快，伦理问题又不像科学实验可以有明确的答案，大多因时、因地、因人而有不同的选择。阿尔茨海默病从检测、诊断、治疗、参与临床试验，到最后如何安然舒适地离去，都值得深思，也需要更多的研究成果来帮助我们作正确的决定。

中年儿女自求多福

在渐入中年的时候，就得提前为未来作
准备，例如善待子孙晚辈。如果平常不
照顾家人，就别指望自己老来多病时会
有人在旁侍奉汤药，因为亲情是需要培
养的。

一根蜡烛两头烧

有一天在医院走廊，巧遇小学毕业后就没再见过面的同学，
一转眼，大家都已是坐五望六的年纪了。原来他的父亲因跌倒
造成颅内出血，做脑部扫描时，竟意外发现脑瘤！因病情复杂，
而转院到台北治疗。

他不胜感慨地说："小时候，为父母念书；年轻时，为孩子
打拼。如今孩子都大了、独立了，又要为父母的健康奔波，不
知何时才能为自己而活？"

中年后期是个成熟的年纪，经济较为稳定，心智渐渐圆融，
但健康也可能慢慢出现警讯，像二手车一样，也会有一些小零
件需要进厂维修，但同时还要担负起照顾高堂的责任。

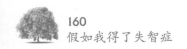

10多年前有位朋友就说，他们60多岁的夫妻照顾80多岁的双亲，是老人在奉养老人，没想到这情景，俨然已成为今天许多家庭的写照了。

门诊中，不乏中年儿女带着父母一起来看病的，其中有位女士同时带着失智的母亲和坐在轮椅上患帕金森病的父亲一同来门诊，我心中不禁感概钦佩她的孝心与辛苦。

还有一位家属，原先是位护士，已做到护士长了，但为了照顾失智的双亲，50岁出头就退休，回家担起照顾二老的重任。

有位老年失智症病人整天游走不停，住院时，白天由太太及儿媳陪着，一直绕着病房护士站转圈；晚上换儿子陪走，弄得家人都筋疲力竭，只有病人还精神奕奕。后来服用药物后，情况稍微好一些，但仍需婆媳一起全力照顾，儿媳毫无怨言，婆婆也对儿媳的表现很感动。没想到后来，婆婆得了癌症，儿媳得同时照顾两位长辈，更是辛苦，后来必须服用抗抑郁症药物。

婆婆去世后，照顾公公的责任完全落在儿媳身上，她仍然是尽心尽力。她认为这是作晚辈的责任，也感念公公健朗时待她的好，这样的翁媳关系也真是难得啊！

在医院的长廊上，常见到中年儿女挽着父母的手来看病或检查，就像当年父母牵着他们的手一样，十分温馨，但亲子角色的互换，不见得都这么感人。有一次听到一位女儿对患老年失智症的父亲大声说："叫你坐直一点才像样，你都不听！"还说要对父亲凶一点，让他害怕，才会记得，不免让我联想到小时候被老师斥责的情景。

中年儿女对未来的准备

中年儿女从小努力读书、勤恳工作、结婚生子、奉养长辈，然后变老、生病、死亡。这是人生的常态，无可避免，但是在渐入中年的时候，就得为未来作准备。

1. 善待子孙晚辈："善有善报，恶有恶报"并非必然，有时对子女极尽呵护，予取予求，老来子女仍然不孝。而如果平常不照顾家人，就更别指望自己老来多病时会有人在旁侍奉汤药，亲情是需要培养的。

2. 要有将来独居或住养老院的心理准备：有时不是儿女不孝，而是他们工作太忙，生活压力大，或者子女身在国外忙于事业，无暇顾及双亲。那么，当自己渐渐年老力衰，甚至可能无法打理自己的生活时，不妨考虑住进养老院或老年公寓，不但可以有同伴相互支持打气，能维持简单的社交活动，还能减少儿女们无暇照顾的愧疚感。

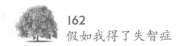

3. 多存点钱：一定要存些钱，老来经济独立，即使需人照顾，也还有尊严。

4. 不要亏待自己：平常难得空闲时，就要放松犒赏自己，哪怕是看场电影，或外出吃吃简餐、喝喝咖啡也好，虽然要善待子女，但不要为子女做牛做马。不需要等到儿女都长大，也不必等父母都不在了，现在就应该拥有属于自己的生活。

向走上银幕的失智长者及家属致敬

失智症并不是"痴呆"也不是"老番癫"！
这些称呼多少有歧视或贬低的意味，让失
智症病人或家属觉得丢脸而说不出口，甚
至可能因此而不就医，延误了诊断与治疗。

那一段被遗忘的时光

最近看了纪录片《被遗忘的时光》，是关于 6 位住在"天
主教圣若瑟失智老人疗养中心"以及一位小区失智老人的故事，
片中，工作人员拜访了他们原来的家，倾听其家人的心声，有
泪有笑，温馨感人。

天主教失智老人基金会的工作人员和导演，想必花了不少
时间才征得病人家属的同意，让他们勇敢地走上银幕。这 7 位
失智老人有不同的生活背景，失智症状也不尽相同。他们与家
人的姓名、住址和起居生活都真实呈现，坦然地面对大家，令
我非常感动。

失智症（包括阿尔茨海默病）除了造成病人的认知和生
活能力退化，还可能出现非理性或精神行为问题，时时需人照

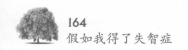
顾。以前被称为"痴呆症"（现在仍常有人脱口而出），还有人叫"老番癫"，这些名词多少有歧视或贬低的意味，让罹患失智症的病人或家属觉得不好意思或丢脸，而说不出口，甚至可能会因此而不就医，延误了诊断与治疗。

例如2009年，美国针对539位阿尔茨海默病病人的照顾者进行调查，发现57%的病人在症状出现的2年后才就医，但如果照顾者担心病人会被贴上另类的标记，则从出现症状到诊断平均长达6年之久。

虽然阿尔茨海默病目前还不能根治，药物的疗效也有限，但诊断之后可以让病人家属了解此疾病，好好规划未来，包括财务分配、完成心愿、是否参加药物试验以及调整人际关系等。

有位朋友看了这部电影后，很感慨地说，阿尔茨海默病有它的慈悲，因为它让人慢慢退化，使家人至少有3～5年的时间可以修复关系，并且懂得珍惜当下。没错，也许温馨的家庭聚会，失智老人几分钟之后就忘记了，但他当下快乐就好，所以越早诊断就越能有这种体会与领悟。

豁达看待失智症

在《被遗忘的时光》里，当年眷村里的老姐妹们相约来看失智的老奶奶，其中一位说：

　　"人老了，都会生病，每个人的病都不同，她得的就是这个病嘛！"

　　这是一种多么豁达的态度。人的器官有使用年限，哪个器官会先出现问题人人不同，有人得癌症、有人心力衰竭、有人膝关节退化，而有的人则是大脑退化。

　　自从美国前总统里根公开自己罹患阿尔茨海默病的消息之后，许多名人纷纷"跟进"，例如诺贝尔物理学奖得主高锟教授的夫人 2010 年 11 月在台湾地区演讲，分享高教授罹患阿尔茨海默病的心路历程。虽然引起很大反响，但仍不如普通人在银幕上的现身说法具有说服力，让我们把失智症当作众多疾病的一种，不要再贴上负面标签吧！

Chapter 4

失智症的治疗

——打破迷思，展望未来

> ## 失智症的药物治疗

阿尔茨海默病是最常见的一种失智症，目前无法治愈，只能用药物推迟退化进程。因此，做好照顾等非药物治疗工作，才能使病情得到最好的控制。

治疗失智症的两大类药物

自从第一种可以用来治疗轻度至中度阿尔茨海默病的药物"塔克宁"（tacrine），1993 年通过美国食品药品监督管理局的核准上市后，从此失智症就不再是无药可治的"不治之症"了！

1. 轻度至中度：胆碱酯酶抑制剂

目前治疗失智症的药物共分为两大类，一种是胆碱酯酶抑制剂（acetylcholinesterase inhibitors），这类药物是通过增加脑内叫作"乙酰胆碱"的神经传导物质，来改善病人的临床症状，而目前相关药物共有 3 种："爱忆欣"（donepezil）、"忆思能"（rivastigmine）和"利忆灵"（galantamine），主要是用在治疗轻度至中度的阿尔茨海默病。

3 种胆碱酯酶抑制剂的疗效研究

2006 年，考克兰实证医学数据库分析 3 种胆碱酯酶抑制剂对治疗阿尔茨海默病的疗效，依据 10 个随机有安慰剂控制组的药物试验结果显示，发现接受胆碱酯酶抑制剂治疗 6 个月的轻度至中度阿尔茨海默病病人，在阿尔茨海默病评估量表的认知项目上比安慰剂组少退化 2.7 分，在生活能力、行为表现量表上也显示出疗效。3 种药物疗效相当，主要按病人对药物疗效和副作用的反应来选择。

3 种药物的疗效并无明显差异，副作用也相似。因此在药物选择上，主要按病人对药物的反应性和是否有副作用来决定，如果其中一种药物有副作用或效果不好，则需进一步调整剂量或更换药物服用，以提高治疗效果。

关于这类药物长期的治疗效果，根据临床的长期观察追踪研究，长期使用胆碱酯酶抑制剂对减缓认知功能退化的疗效平均可达 3 年以上，之后按病情调整药物或剂量。

2. 中度至中重度：NMDA 受体拮抗剂

另一种药物则为 NMDA 受体拮抗剂"美金刚"（memantine），此类药物可阻断因谷氨酸（glutamate）过多，在 NMDA 受体上作用过强而造成的脑部神经细胞损伤和死亡。药物试验的结果显示，此种药物无论是单用或和胆碱酯酶抑制剂同用，都可以减缓病人在认知及生活能力上的退化，目前主要是用来治疗中度至中重度的阿尔茨海默病。

这两类药物同用的效果如何？

在 2009 年一篇来自美国匹兹堡大学的研究中，追踪了 943 位轻度至中度阿尔茨海默病的病人至少 1 年以上，平均追踪时间为 62.3 个月。结果显示未接受阿尔茨海默病药物治疗的病人，5 年后有 60% 退化到必须入住疗养中心接受全天照顾；单独服用胆碱酯酶抑制剂的病人，只有 30% 退化到此程度；而同时服用这两种药物者则只有 10% 需入住疗养中心。

2012 年，学者 Muayqil 和 Camiciol 统计分析研究了 13 个共 971 位阿尔茨海默病病人的数据，结果显示对于中重度阿尔茨海默病的病人，用两种药物合并治疗，在

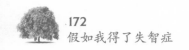
认知功能和生活能力上确实均比单用一种药物的治疗效果好。

其实，胆碱酯酶抑制剂"爱忆欣"，其治疗的适应症已从轻度延伸至重度的阿尔茨海默病，都有疗效，"忆思能"则可以治疗帕金森病合并失智症的病人。至于血管性失智症，虽然两大类的药物都有用来治疗此类病人的药物试验，但因有部分疗效不够明显且有副作用，所以目前血管性失智症并不是此类药物被核准治疗的适应症。

这两大类药物目前在临床上都只能暂时改善阿尔茨海默病病人的症状、推迟其脑功能退化，而无法阻止病程的发展或是使病人的记忆力恢复正常。因此，非药物治疗（如认知训练、怀旧、音乐疗法、芳香治疗等多种方法）和护理技巧的配合就显得相当重要。用药物治疗结合非药物治疗，才能使病情得到最好的控制。

咖喱可以预防阿尔茨海默病吗？

咖喱究竟对失智症有没有疗效，还需要更完整的临床试验来验证，毕竟要证实一种药物或食物的疗效，从实验室的工作台到应用于病人身上，必然要经历一段漫长而崎岖的路程。

在一次失智症的演讲中，我强调受教育、多动脑是目前预防阿尔茨海默病最有效的方法。会后，有位女士来问我，什么药物可以预防阿尔茨海默病？我说目前还没有。她有点失望，又再问什么食物可以预防？看她如此殷切盼望，让我不禁脱口而出："可以吃咖喱看看。"这位女士的疑问代表了许多人的心声，希望能快速药补，退而求其次则是慢慢食补，最好的就是知道食物名称，能立即着手来预防。

咖喱可以预防阿尔茨海默病吗？让我们来一步一步分析。

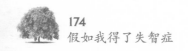

从实证医学的金字塔说起

药物、食物的疗效或预防效果讲求的是循证医学。

循证医学的金字塔由底层向顶端的说服力越来越强，由下往上依次是：

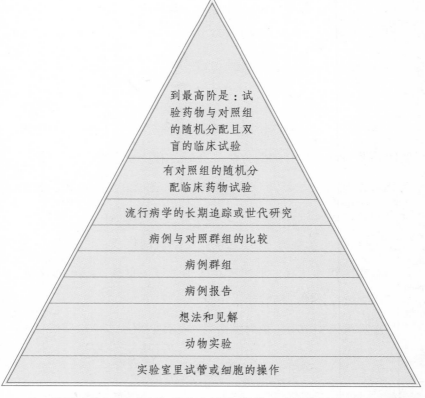

到最高阶是：试验药物与对照组的随机分配且双盲的临床试验

有对照组的随机分配临床药物试验

流行病学的长期追踪或世代研究

病例与对照群组的比较

病例群组

病例报告

想法和见解

动物实验

实验室里试管或细胞的操作

注：即受试者和医生都不知道受试者服用的是试验用药或安慰剂，直到临床试验结束、疗效评估完成后才拆封，以确定疗效是来自于试验药物而不是安慰剂。

阿尔茨海默病是大脑退化性疾病，真正的致病原因目前仍不清楚，但其致病机制和大脑病变已有很详尽的研究，主要是病人的大脑有大量的淀粉样斑块和神经元纤维缠结。淀粉样斑块是淀粉样前体蛋白被 β 和 γ 分泌切割后，所形成的 β 淀粉样蛋白的凝聚物。由于淀粉样斑块周围常有炎症细胞的存在，因此，慢性炎症可能与阿尔茨海默病的发病机制也有关联。

咖喱预防阿尔茨海默病的效果

咖喱是用姜黄的根茎加工的食品，而姜黄的主要成分是"姜黄素"（curcumin）。金字塔底端的实验室与动物实验的证据显示，姜黄素对预防或治疗阿尔茨海默病是很有说服力的。过去有许多论文显示，在实验室中，姜黄素能抑制 β 分泌的作用、淀粉样蛋白的凝聚以及淀粉样斑的炎症反应。以阿尔茨海默病遗传基因转殖的小鼠或大白鼠动物实验中，发现口服姜黄素可以抑制其脑内淀粉样斑块的形成，有的研究还发现能改善动物的认知行为。

这些令人振奋的研究成果，让学者进一步希望从流行病学来印证。现有两个相关的研究，不过，研究结果对于咖喱预防阿尔茨海默病的效果均不太具说服力。

常吃咖喱有效吗?

第一个研究发表在 2001 年《美国神经学期刊》。在对印度巴拉布加(Ballabhgarh)乡村地区的 1342 位、65 岁或大于 65 岁、无失智症的居民追踪 2 年后,发现其阿尔茨海默病的发生率是每年 4.7‰,远比美国宾夕法尼亚州的 17.3‰ 为低。

虽然有人认为印度的阿尔茨海默病发病率低,可能和其人民常吃咖喱有关,但作者分析此研究可能因文化、生活背景、平均余寿命较短和追踪时间太短,而低估了印度阿尔茨海默病的发病率。

第二个是发表在 2006 年《美国流行病学期刊》的研究。

1010 位无失智症的新加坡亚裔居民,年龄为 60 ~ 93 岁,依据吃咖喱的次数分为 3 组:①常吃(每个月至少吃 1 次,436 位);②偶尔(2 ~ 6 个月内至少吃 1 次,411 位);③从来不吃或很少吃(少于 6 个月 1 次,163 位)。并让受试者接受简短智能测验(满分为 30 分)。

结果发现 3 组的分数分别是 24.8 分,24.8 分和 23.3 分,常吃和偶尔吃者在简短智能测验的表现比很少吃咖喱那组好,虽然分数相差不多,但具有统计学的意义。

临床试验尚未证实疗效

金字塔顶端有安慰剂作为控制组的随机双盲的咖喱临床试验，目前只有 3 个，其中两个已分别在香港和美国加利福尼亚州完成，第三个在印度，目前还在数据整理中。

1. 香港

第一个来自于香港中文大学的初步研究，刊登于 2008 年的《临床精神药理学期刊》。34 位阿尔茨海默病病人被分为 3 组：口服安慰剂、口服姜黄素每天 1 克及每天 4 克，且所有病人都同时服用银杏。6 个月后，3 组的简短智能测验与基础值相比都没有差别。

作者认为，此研究中服用姜黄素组缺乏疗效可能与参与人数太少、服用姜黄素的时间太短，而且安慰剂组在 6 个月内的智能也没有退化有关。

2. 美国加利福尼亚州

美国加利福尼亚州的临床试验，把 30 位阿尔茨海默病病人随机分配为 3 组，分别服用安慰剂、姜黄素每天 2 克或每天 4 公克，共 24 周。根据其 2008 年的会议报告，3 组的认知功能并无差别。

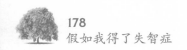

这两个关于姜黄素疗效的临床试验报告，并没有证实姜黄素对阿尔茨海默病的治疗效果，但在下结论前，还需要更大规模、样本多且追踪时间长的临床试验。由此可见，要证实一种药物或食物的疗效，从实验室的工作台到应用于病人身上，是多么漫长而崎岖的路程！不过可以确定的是，喜欢咖喱滋味的人在享受美味之余，也许还可以抱有一线希望。

椰子油或银杏真能治疗阿尔茨海默病吗?

> 饮食习惯是可以培养的,与其只吃一种
> 食物,不如从调整饮食结构着手,通过
> 日常健康的饮食,在不知不觉中远离阿
> 尔茨海默病。

从 2009 年起,网络就流传着一段椰子油能缓解阿尔茨海默病的短片,影片中,美国儿科医生纽波特(Mary Newport)让患有阿尔茨海默病的丈夫服用椰子油一段时间后,发现丈夫的"画时钟测试"★由不成形进步到有模有样,与人互动也有进步。纽波特医生于 2011 年出版了一本相关的书,让众多阿尔茨海默病病人燃起了希望。

椰子油真能治疗、甚至预防阿尔茨海默病吗? 还有哪些食物能预防阿尔茨海默病呢?

新药的试验与上市过程

要证明一种新药确实有疗效的过程很复杂,通常是这样的:

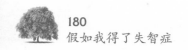

通过某人或几个案例发现某种药似乎有效→通过实验室与动物实验证实药理作用机制、可能的疗效和副作用，有时还会由流行病学研究取得间接佐证资料→接着展开人体临床试验。

人体临床试验分三期

【第一期】探讨药物的安全性。

【第二期】研究药物在各种剂量时的初步疗效。

【第三期】以严谨的、有安慰剂作为对照组的随机双盲（受试者与医生在试验结束前，都不知道受试者是服用试验用药或安慰剂）试验，证实药物有明显疗效和可接受的副作用，之后才能上市。

许多原本一路被看好的药物，却在第三期临床试验时铩羽而归。例如：一种用于治疗阿尔茨海默病的抗淀粉样蛋白疫苗，在第二期临床试验时，脑部正子成像检查发现，此疫苗的确可以减少病人大脑内淀粉样蛋白的沉积，但2012年完成的第三期试验，却发现它无法改善病人的认知功能，结果无法应用于临床治疗。

椰子油、银杏等疗效的证据还不足

健康食品的上市不如药品严格，但如果要证实其所含成分的疗效，也必须如同药物一样要经过层层关卡。

例子之一是银杏叶的萃取物（EGb761），因具有抗氧化功能，实验室中发现其能抑制淀粉样蛋白的沉积，有些人服用后也自觉记忆力减退变慢。在流行病学及小规模的临床试验上，显示银杏对预防阿尔茨海默病有效，但最近两个大规模的第三期临床试验结果却让人失望。

一个是 2008 年 11 月发表的随机双盲临床试验，针对美国 3069 位 75 岁以上未患失智症的老年人，平均服用银杏 6 年。另一个则是针对法国 2854 位 70 岁以上、自觉记忆力减退但未患失智症的老年人，连续服用 5 年。

结果两个试验都发现，服用银杏组和服用安慰剂组，在追踪期间发生阿尔茨海默病的比例并无差别，表示银杏并没有预防阿尔茨海默病的功效。

很多食物的成分也都在实验室或动物实验中显示，能减少大脑内淀粉样蛋白的沉积，有的能改善老鼠的记忆力和学习能力，或是有来自流行病学的有用信息，甚至还有临床试验结果，

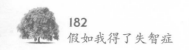

但目前用来预防阿尔茨海默病的证据还不足。除了咖喱（主要成分是姜黄素），还有红曲（monacolin-K）、葡萄和葡萄酒（白藜芦醇）、绿茶（绿茶素）和鱼（DHA 与 EPA）等。

纽波特医生会想到用椰子油来治疗丈夫的阿尔茨海默病，是因为有学者认为此症病人的脑细胞对胰岛素有阻抗性，因此脑细胞无法有效利用葡萄糖而造成认知功能减退，而椰子油中的甘油三酸酯经肝脏代谢变成酮（ketones），则可被脑细胞利用。

刊登于 2013 年 6 月《老化神经生物学》期刊上的一篇动物实验论文，发现被喂食含高酮脂食物 4 ~ 7 个月后的老鼠，与喂食一般饮食的老鼠相比不那么焦虑，其记忆力和学习能力稍佳，且大脑中的淀粉样斑也较少，但两组都分别只有 10 ~ 15 只老鼠。

所以到目前为止，以椰子油治疗阿尔茨海默病主要来自个人经验和动物实验，而且很可能有些人吃了没效但没被报道出来。关于椰子油的临床试验，美国佛罗里达大学已在 2013 年 6 月开始进行，因此要证实其疗效，还需要一段时间。

此外，椰子油的饱和脂肪酸含量高达 90%，虽然其中有一半是月桂酸，会提升血中高密度脂蛋白（好的胆固醇）的浓度，但因其还含有其他多种饱和脂肪酸，所以在获得确凿的证据前，还是保守为宜。

最好从调整饮食结构着手

其实，与其只吃一种食物，不如从调整饮食结构着手。

美国哥伦比亚大学医学院于 2010 年 6 月发表了一篇论文，追踪 2148 位 65 岁以上、未患失智症的小区居民，并根据他们日常饮食中的营养成分（饱和脂肪酸与不饱和脂肪酸、维生素 E、维生素 B_{12} 和叶酸）分析其饮食结构。4 年后，其中 253 位发生阿尔茨海默病。

研究人员发现在饮食习惯中，多沙拉、坚果、西红柿、鱼、家禽、十字花科蔬菜、水果与深绿叶蔬菜，而少奶酪、奶油、红肉，对阿尔茨海默病有保护作用。

研究中，将居民按其饮食习惯和上述饮食结构的相合度均分成 3 组：最符合组、中等符合组、最不符合组。其中，与最不符合此饮食结构的居民相比，最符合这种饮食结构的居民患阿尔茨海默病的概率减少了 38%。这样的饮食结构与地中海式饮食相似，也比较容易做到。

饮食习惯是可以培养的，慢慢适应了新的饮食习惯后，也会逐渐喜欢上它。希望大家都能通过健康的日常饮食，在不知不觉中远离阿尔茨海默病。

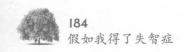

★画时钟测试：请受测者画一个有数字的钟面，并以长短针显示一个特定的时间。施测者评估受测者画的时钟形态、数字排列、指针长短、是否指出正确时间等，以判断其是否有认知功能障碍。

维生素 E 有效吗？

"天然的最好"！多从深色蔬菜、水果、
橄榄油中获得营养成分，再加上定期的
适当运动，效果远胜每天吞下一大把所
谓的"健康食品"。

维生素 E 效果的讨论

由于维生素 E 是抗氧化物，长久以来一直被认为可能有预防心脏病、癌症及失智症等功效，因而广为大众服用。根据一项统计，美国 55 岁以上的人，有 22% 每天服用维生素 E，一般剂量是每天 400 国际单位（维生素的国际计量单位）。

2005 年 1 月，《内科医学期刊》刊登了一篇由美国、西班牙和英国的学者所发表，关于高单位维生素 E（每天至少 400 国际单位）有可能增加死亡率的论文。这篇论文经媒体报道后，引起大众的疑虑及担心：

到底该不该服用维生素 E？一天 400 国际单位是不是太多了？

让我们进一步了解这篇论文的结论从何而来。

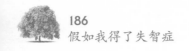

这 3 位学者回顾了从 1966 ~ 2004 年间，有关维生素 E 与死亡率相关的 19 篇临床试验的论文。这 19 篇论文都是随机抽样，且有安慰剂做对照组的试验，试验进行时间均超过 1 年，而且至少有 10 位死亡，才选入统计分析。

这 19 个试验一共有 135967 位参加者，使用的维生素 E 剂量为每天 16.5 ~ 2000 国际单位，这些试验的参加者包括健康中年人，一般小区居民，老年人，白内障、心肌梗死、心脏病病人，肾透析者，帕金森病以及阿尔茨海默病病人，所以成员很复杂。

结果经过 3 位学者的统计分析，发现服用维生素 E 400 国际单位以上时，其死亡率比安慰剂组高，即在 1 万人中多了 35 位死亡。用量小于 150 国际单位时，不会增加死亡率；但超过 150 国际单位后，死亡率随着维生素 E 使用剂量的增加而增加。

作者认为，这 19 个研究都是严谨的临床药物试验，资料较为可靠，有别于一般的动物实验、临床观察或流行病学研究，因此建议维生素 E 的服用量应每天小于 400 国际单位。

维生素 E 与失智症的相关研究

关于维生素 E 是否可预防失智症或有减少智能退化的功能，

这几年来陆续有人进行相关研究。

2005 年，《新英格兰医学期刊》发表了一个对 769 位轻度认知障碍病人的药物试验报告，结果显示使用胆碱酯酶抑制剂"爱忆欣"10 毫克或维生素 E 2000 国际单位治疗 3 年后，记忆力的退化情形与服用安慰剂组并没有明显差别，而且也没有减少失智症发生的概率。

2012 年，有一篇来自美国加州大学圣地亚哥分校的研究，对 78 位轻度到中度阿尔茨海默病病人，给予 16 周 800 国际单位维生素 E 加上 500 毫克维生素 C，和 900 毫克硫辛酸或 400 毫克辅酶 Q 或安慰剂，每日 3 次。

结果显示，虽然给予这些抗氧化剂，确实减少了脑脊液中与氧化压力相关的生物标记指数，但所有抗氧化剂都对和阿尔茨海默病病程变化的相关指标没有影响，也不能减慢这些病人认知功能退化的速度。

天然食物和适当运动最好

尽管如此，相关流行病学的研究，大多显示了长期服用富含维生素 C、维生素 E 等抗氧化剂的食物，可以减少认知功能的退化和预防阿尔茨海默病的发生。

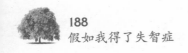

　　整合所有文献的结果，我们可以了解"天然的最好"！

　　与其食用健康食品预防老化，还不如改变生活和饮食习惯，从深色蔬菜、水果、橄榄油中获得这些成分，再结合定期而适当的运动也就够了，效果还胜过每天吞下一大把所谓的"健康食品"。

得了癌症，就不容易得阿尔茨海默病吗？

癌症是细胞不正常的过度增生，阿尔茨
海默病则是脑细胞的凋零死亡，两者在
某种程度上，互为保护或排斥的关系。

当癌症遇上阿尔茨海默病

试想一下，当医生不知如何安慰一位刚被诊断为阿尔茨海默病的病人，而这么对他说："虽然你不幸得了阿尔茨海默病，但是你将来罹患癌症的概率少了将近一半。"

然而，果真如此吗？

癌症与阿尔茨海默病都和年老有关，但癌症是细胞不正常的过度增生，阿尔茨海默病则是脑细胞的凋亡，按理来说，这两种细胞存活力完全相反的疾病应该很难共存。

20多年前就曾有医生观察到，养老院里的失智症病人很少有癌症的病史，而许多心智正常的老人却曾患有癌症。后来，不少流行病学研究更显示这两种疾病的发生率成反比，即癌症病人得阿尔茨海默病的概率较低，相对地，阿尔茨海默病病人患癌症的比例也较低。

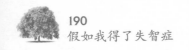

然而，流行病学的研究结论让人有所疑虑，癌症病人是否因存活期缩短而没机会患上阿尔茨海默病？或是因专注于治疗癌症，忽略了阿尔茨海默病的症状，而没被诊断出来？

反之亦然，阿尔茨海默病病人也可能因存活期比一般人短，或是不善于表达身体的不适，以致癌症没被检查出来，因此疾病的发病率较低很可能是诊断比例偏低的假象？

意大利的研究结果

一篇来自意大利，发表于 2013 年 7 月的《美国神经学期刊》的流行病学论文，即针对以上可能的干扰因素做出了很好的研究设计。

例如，作者以癌症病人确诊的时间点为界，比较此时间点"之前"与"之后"的阿尔茨海默病发病率。由于有了癌症之前的阿尔茨海默病发病率作比较，因此可以确定阿尔茨海默病发病率较低，不是因患癌后寿命减短，或忽略了阿尔茨海默病的症状而造成诊断比例偏低。

同时，作者也比较了阿尔茨海默病病人在获得诊断的时间点"之前"和"之后"患癌的概率，以确定不是因为阿尔茨海默病病人不易表达出癌症的症状，而造成癌症诊断比例偏低。

此研究发现，意大利北部地区 60 岁以上的 204468 位居民中，根据官方的统计资料，在 2004 ～ 2009 年间，新诊断出 21451 名癌症和 2832 名阿尔茨海默病病例。而 161 位居民患上了上述两种疾病，其中 68 位先发生阿尔茨海默病，93 位先出现癌症。

经过统计分析，发现与当地的居民相比，癌症病人患阿尔茨海默病的概率少了 35%，而阿尔茨海默病病人患癌症的概率也减少了 43%，而且此概率的减少并非因为已得了其中一种病而使另一种病被忽略，减少了诊断率。

这个研究再度证明了，癌症与阿尔茨海默病两者在某种程度上，互为保护或排斥的关系。

台湾地区的研究结果

台北荣民总医院研究团队以台湾地区"健保"数据库分析了阿尔茨海默病病人的癌症发病率，结果已发表于 2013 年的《神经流行病学期刊》。

此研究收集了 6960 位在 1997 ～ 2006 年间，确诊为阿尔茨海默病且没有得过癌症的病人的资料，分析他们在

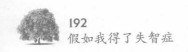

被诊断出阿尔茨海默病后得癌症的发病率。结果发现与正常人相比，阿尔茨海默病病人的癌症发病率减少了 12%，而且在阿尔茨海默病诊断超过 1 年的病人中，此发病率的减少更为明显。

性别和年龄也有其影响力。女性阿尔茨海默病病人的癌症发病率明显低于一般人（减少 19%），而男性病人则与一般人相当。年龄在 60 ~ 79 岁之间的阿尔茨海默病病人患癌的概率比同年龄的正常人减少了 20%，但在 40 ~ 59 岁和大于 80 岁的人群则无差异。

细胞的过度增生与凋零死亡

是什么因素在主导，让细胞到了老年，有的选择过度增生，有的选择凋亡呢？

其作用机制非常复杂，目前并不是很清楚，但可能和体内的某些信号传递蛋白以及蛋白的基因多型性有关，p53 蛋白就是其中之一。

p53 蛋白是一种抑癌蛋白，当外来的各种刺激或压力使细胞的 DNA 受伤时，p53 蛋白能控制细胞的生命周期使其不再生长，随之凋亡，以避免癌细胞的发生。但代价却是因此造成细胞的衰亡而产生退化性疾病，文献中有阿尔茨海默病病人脑中的 p53 蛋白浓度较高的记载。

曾经问一位朋友："如果一定要选一种，你要得癌症还是阿尔茨海默病？"

他坚决地说："都不要！"

的确，癌症和阿尔茨海默病都是大家很害怕得的疾病。有朝一日，专家学者们若能研究出如何调控细胞的生长和修复，使凋亡细胞与新生、修复的细胞数目保持平衡，那就可以一石两鸟，从作用机制上来对抗癌症和治疗阿尔茨海默病了。

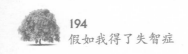

678 位修女教你如何远离失智症

> 阿尔茨海默病病人在长达 3～5 年的轻
> 度时期，仍可从事简单或熟悉的工作，
> 尤其能享受食物的美味和旅游的乐趣，
> 这也是凝聚亲情、友情和活在当下的好
> 时机。

当生命的河流由湍急奔放逐渐放慢趋缓，不再醉心于追逐名利地位，企求的只是健康平安、心智健全，以及有个优雅的老年阶段时，我们要如何做到呢？《优雅的老年——678 位修女揭开大脑健康之钥》这本书，刚好可以回答这个问题。这本书的英文原著《Aging with Grace : What the Nun Study Teaches Us About Leading Longer, Healthier, and More Meaningful Lives》虽然出版于 2002 年，但书中提出的多项预防阿尔茨海默病的新观点，至今仍很权威。

"修女研究"的内容

1986 年，本书作者戴维·斯诺登（David Snowdon）担任明尼苏达大学的助理教授时，被告知不太可能取得大学的终身职。因缘际会下，苦恼的斯诺登开始了一项针对阿尔茨海默病的"修女研究"（The Nun Study），也从此改变了他的学术命运。

由于修女的教育程度（90% 受大学以上教育）、在教会的生活环境和方式（90% 当老师）以及医疗护理都相似，少了许多干扰因素，非常适合针对某一疾病——如阿尔茨海默病——的特定因子作深入探讨，是流行病学最好的研究题材。

1991 年，共有 678 位"圣母学校修女会"的修女自愿参与这项长期追踪研究。她们加入时的平均年龄为 83 岁（在 75 ~ 107 岁），接受每年 1 次的身体检查和各种心智、认知能力评估，且死后接受大脑解剖，检查是否患有阿尔茨海默病或脑卒中，以供研究脑部病理变化和临床症状的相关性。

这本书记录了斯诺登进行"修女研究"的心路历程，包括他如何与修女们接触，说明研究的内容、意义以及互动。

难能可贵的是，书中以个别修女的故事来阐述医学研究的结果，让人对修女的生命教学印象深刻。例如，史瑞塔修女在同意死后接受大脑解剖时说："作为修女，我们做了不生小孩的困难决定，但是通过捐献大脑，我们可以帮助解开阿尔茨海默病的谜团，而能够以不同的方式给予未来的世代生命。"这是多么了不起的想法！

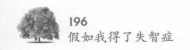

"修女研究"贡献良多

"修女研究"对失智症有很重要的贡献，例如：

1. 修女在 20 多岁刚发愿入会时，所写的自传内容概念密度较高者（指以简洁的文字就可表达出较多想法或是词藻较丰富华丽），到了老年时的认知功能较佳，患上阿尔茨海默病的概率也较低。

2. 研究得知，轻度脑卒中可诱发或加重阿尔茨海默病的症状。

3. 100 岁的萝丝修女生前没有失智症状，死后的大脑解剖也没有阿尔茨海默病或脑卒中的病理变化，可见阿尔茨海默病不是老年的必然现象。

4. 经过大脑解剖，呈现中度到重度的阿尔茨海默病病变的 68 位修女中，高达 1/5 在生前并无失智，表示受教育或多动脑可增加知能"存款"，使阿尔茨海默病不发病。

此外，"修女研究"的研究成果越来越多，不断有医学论文发表，就像一位修女说的："修女研究让我们在死后仍能继续从事教学。"

预防发病是社会课题

流行病学研究显示，全球失智症人口约占 65 岁以上人口的 5%，且随着年龄的增加而增加，其中最多的是占 60% 的阿尔茨海默病。台湾地区早已步入老龄社会，失智症总人口在 2011 年底预估已超过 19 万人，是家庭和社会的重大负担。

阿尔茨海默病的大脑病变虽然很清楚，但真正原因仍不明，因此无法根治，目前的药物治疗仅止于症状治疗，且疗效有限。加上阿尔茨海默病的病程长，由出现症状开始到死亡平均要经过 8 ~ 12 年，病人的症状逐渐加重，最终只能靠他人照顾，且至少有一半的病人会出现妄想、幻觉、激动或游走等精神行为症状，常让照顾者筋疲力竭。此外，失智症所衍生出来的伦理、法律和财产等问题更不容忽视。

阿尔茨海默病的 8 大预防因子

有些人对失智症的刻板印象是"什么人都不认识了，还会大小便失禁"，但那是指极重度的失智症病人。其实，阿尔茨海默病病人在长达 3 ~ 5 年的轻度时期，虽然短期记忆丧失，其

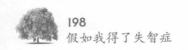

他认知功能减退，但长期和立即记忆仍在，仍可从事简单或熟悉的工作，尤其能享受食物的美味和旅游的乐趣，这也是凝聚亲情、友情和活在当下的时机。

当然，最好的治疗是预防。虽然目前无法完全防止阿尔茨海默病的发生，但可以从"修女研究"中阿尔茨海默病的保护因子着手，做到以下这几项：

1. 受教育

2. 多动脑

3. 多运动

4. 多走路

5. 多吃蔬果

6. 预防脑卒中

7. 思想乐观、积极和正面

8. 维持良好的人际关系

如此一来，将可以大大减少患上阿尔茨海默病的机会，甚至让大脑即使有了病变也不会出现失智症状。

与阿尔茨海默病有关的淀粉样斑块和神经元纤维缠结病变，在病人20多岁时就已开始在大脑内堆积，因此预防要趁早，也难怪斯诺登博士会劝人要"念书给孩子听"了。

有阿尔茨海默病脑病变却不失智

有人可以做到虽然有阿尔茨海默病的脑
病变，却不出现失智症状，这不仅要通过
增加知能"存款"，使脑血流增加，同时
也更进一步证实了大脑的弹性和可塑性！

近年来，台湾地区发生了两件与失智症有关的震惊社会
的案件，都是多年照顾失智症老伴的先生，因不忍看着另一半
继续受苦，或担心将来自己去世后，老伴无人照顾，因而先
结束老伴的生命再企图自杀。有一部奥地利法语电影《爱慕》
（Amour）也是类似的情节，一对80多岁鹣鲽情深的音乐家夫
妇，老先生在长期照顾患有血管性失智症的太太后，于极度无
奈和悲伤中，闷死了睡梦中的太太……

由此可见，全球老化所带来的慢性疾病冲击，特别是阿尔
茨海默病，将会逐渐深入到每个家庭，我们得提早应对，并作
好心理上的准备。

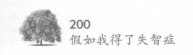

多动脑、多运动，控制失智不发生

失智症"最好的治疗"是预防，然而，虽然现代医学已经很清楚阿尔茨海默病的大脑病变（淀粉样斑和神经元纤维缠结）与临床病程，但除了不到 5% 的遗传基因外，其致病原因至今未明，因此预防只能从降低危险因子着手，也就是增强保护因子，如多动脑、多运动，控制高血压、糖尿病和高脂血症等血管性因子。

当然，具有危险因子只是得病的概率较大，并不一定就会患病，保护因子亦然。但令人鼓舞的是，不少研究发现，有些人即使大脑已有阿尔茨海默病病变，却没有出现失智症状，这是因为有保护因子来增加知能"存款"之故，著名的"修女研究"就是其中之一。

此外，最近更有一篇研究，以脑血流的变化来支持此论点。

巴尔的摩长期追踪研究

这篇论文来自约翰霍普金斯大学的"巴尔的摩长期追踪研究"，发表于 2012 年 5 月的《大脑与行为期刊》。

19 位平均年龄 76 岁、认知功能正常的老年人（男性 15 位、女性 4 位），每年接受 1 次认知功能测验及阿尔茨海默病H215O–PET检查，一直到去世（平均年龄86岁），并接受脑部解剖以确定是否有阿尔茨海默病脑病变。

平均追踪10年后，这19位参加者被分为以下3组。

1. 正常组：认识正常且无阿尔茨海默病脑病变（7位）。

2. 无症状的阿尔茨海默病组：无失智症状但有阿尔茨海默病脑病变（6位）。

3. 阿尔茨海默病组：有失智症且有阿尔茨海默病脑病变（6位）。

大家最感兴趣的是，与阿尔茨海默病组具相似程度的脑病变却无症状的这组是如何逃过阿尔茨海默病病变的侵袭而不出现失智的？

对12位（第2和第3组）有阿尔茨海默病脑病变者的PET脑血流长期追踪发现，虽然无论是否有失智症状，在大脑某些区域的脑血流都有逐年减低的现象。但未患失智症的第2组在颞叶内侧、海马回及视丘的脑血流，却有逐年增加的趋势，显示这组病人的大脑在早期即有弹性地发生了功能性改变。脑血流的增加，可能代表神经细胞工作量的增加，表示这群人的脑部尝试以更努力的工作来维

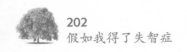

持大脑的认知功能，以应对逐渐发生的大脑病变。

这项研究搜集了病人长达 10 年的认知和脑血流数据，以及病人死后解剖的大脑病变，并作相关分析，非常难能可贵，但因人数只有 19 位，且 3 组的年龄、性别、教育程度（平均 16 年）、血管性因子以及具载脂蛋白基因第 4 型（APOE4）的比例都相当，无法找出造成"无症状的阿尔茨海默病组"的大脑弹性从何而来，不过根据其他学者的研究发现，可能与海马回的神经细胞变大，或使用其他替代神经网络等代偿作用有关。

这篇论文给我们最大的启示是：

虽然现阶段阿尔茨海默病无法完全预防，但有人可以做到虽然有阿尔茨海默病的脑病变，却不出现失智症状。这不仅是通过增加知能"存款"，使脑血流增加，同时也进一步证实了大脑的弹性和可塑性，只要我们多动脑、多运动、控制血管因子等因素，就有机会让失智症不发生。

> ## 如何让阿尔茨海默病不上身？

后天的努力——包括多动脑、多动手、多活动和适当的人际交往，可增加知能"存款"，以对抗后来发生的大脑病变。

受教育或多动脑最有效

"如何预防阿尔茨海默病？"是目前大众最关心的话题。除了不到 5% 的病例是自体显性遗传，大部分阿尔茨海默病是散发性的，病因不明，因此预防只能从减少危险因子着手。

年龄、女性、载脂蛋白基因 E 第 4 型，都是已知的危险因子，但我们无法加以改变。

不过，许多流行病学研究都显示，低教育、高血压、糖尿病、高脂血症、老年抑郁症等也都是阿尔茨海默病的危险因子，应对之道就是受教育、多动脑、多运动、多从事休闲活动、扩展社交网络、清淡饮食，并积极治疗高血压、糖尿病、高脂血症和老年抑郁症等疾病。

2010 年 4 月，美国国家卫生研究院发表了一项声明，宣称并没有足够的证据能证明改变生活方式可以预防老年失智，

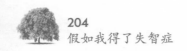

但这并不表示没效，只是目前的数据显示出，预防效果并不是非常明显，并且仍缺乏严谨的临床试验研究来证实，不过如果我们能做到每个保护因子，则会有更好的预防效果。

受教育或多动脑，是最有价值的保护因子。以美国的"修女研究"最具说服力，研究结果显示，后天的努力——包括多动脑、多动手、多活动和适当的人际交往，可以增加知能"存款"，以应对后来发生的大脑病变。

从壮年开始预防阿尔茨海默病

阿尔茨海默病病人大脑的淀粉样蛋白斑和神经细胞的神经元纤维缠结，至少在出现失智症状的十几年前就开始出现，且逐渐增加、扩散，等到大脑不堪重负、无法代偿时，就出现失智症状，所以预防阿尔茨海默病必须从壮年就开始。

如果在大脑已有病变但尚未出现失智症状时，就开始使用药物治疗，是否可以预防失智的发生呢？多年来，学者一直很积极地从脑影像及脑脊液寻找阿尔茨海默病的生物标记物，作为症状发生前的诊断。对于高危人群（如带有载脂蛋白基因 E 第 4 型或轻度认知障碍者），将来如果可以利用生物标记物找出还没有出现症状的潜在阿尔茨海默病病人，并使用预防药物，以防止失智出现，相信对个人和社会都是治疗上的一大突破。

　　近年来，阿尔茨海默病在台湾地区逐渐受到重视，药物治疗与世界同步，积极参与新药临床试验，医学伦理问题也渐渐浮出水面。而全世界的阿尔茨海默病新药前仆后继，临床药物试验一个接一个地展开，且新药研发的方法越来越先进，目标越来越明确，治疗的对象也由轻度、中度病人逐渐前移至轻度认知障碍，甚至将来可能会包括心智正常的高危人群，相信不久便会有成果问世。

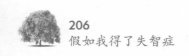

由实验室到临床
——转化医学的路充满挑战

"转化医学"是指实验室里的医学研究能够直接与临床治疗衔接。但是许多药物在动物实验时疗效明确，在人类身上却得不到令人满意的结果，而这也是目前医学研究上的一大困境。

物种的先天差异

不久前的一场演讲，我提到治疗阿尔茨海默病的新药研发非常蓬勃，但不少原本令人期待的新药，因无法在第三期严谨的临床试验中证实疗效而从此消失。

一位医生问："为何药物在动物实验时疗效明确，用在人身上却没有效果呢？"

这个问题好回答，当然是人与动物不同嘛。但仔细一想，这位医生问的正是如何把新药或新医疗技术"由实验室工作台送到病床边"（from bench to bedside）的热门话题，也触及了"转化医学"（translational medicine）的重要性及困境。

虽然基因水平的研究发现人类的基因有95%与老鼠相同，但这些基因排列的位置很多与老鼠不同，而且还有5%的基因差别，这小小的差别造成外型、解剖和生理上很大的差异。小孩不能被当作缩小版的大人，而需要有儿科医生；狗也不是小型的马，那么人与老鼠等动物更是不同，对药物的反应不能只以体型的大小来判断。

更何况，即使只是体型的大小也会带来很大的差别。

例如：相对于人类的心率每分钟约80次，老鼠的心跳每分钟高达600次，因此代谢快，其每千克体重相对能承受较高剂量的药物。因此把用于老鼠的剂量换算到人身上时，需运用药物动力学＊的原理。

3 个主要障碍

实验室的研究成果之所以不易体现在人身上，除了物种先天上的差异外，还有以下3个主要障碍。

1. 蝴蝶效应

20世纪60年代的一位气象学家劳伦兹（Edward N. Lorenz）在预测天气时，发现其运算程序只做了0.1%的改变，但所预测

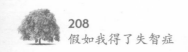

的结果却远大于 0.1%，因此"蝴蝶效应"就被用来指：最初微小的改变，会导致结果的巨大变化。

在实验室的工作台或动物实验中，科学家们的研究设计和应用的药物剂量如稍微不同，有时会产生不同、甚至相反的结果；若是再推衍到人类身上，那产生的差异也就不足为奇了。也就是差之毫厘，失之千里。

2. 个体差异

几乎所有的实验结果，都将组别间的差异是否具有统计学意义作为治疗是否有效的指标。统计值主要在于组别平均值的差别，与其标准偏差的大小；平均值的差异越大或标准偏差越小，就越容易有统计学意义。实验室的研究对象（如细胞培养）同构型高，则实验条件容易控制。动物实验也因近亲交配、基因转殖、挑选同一年龄或同一性别的动物来作研究，使得个体差异不大。

然而，人类不仅在个体基因和体质上有差异，并且疾病潜伏期的长短、用药的依从性、安慰剂的效应，以及其他器官疾病等因素都会影响对药物的反应，而不易达到一致的效果。

3. 前期（实验室与动物实验）研究的设计与临床试验的差异

科学家在实验室里的研究工作可以人为严格控制，通过实验设计，去掉其他复杂的影响因子，而比较容易得到正面的结果。

例如：在大部分动物实验中，肿瘤治疗的药物，不像人类是经由口服或静脉注射，而是直接打入肿瘤内或打入腹腔，不需考虑药物是否会到达肿瘤，因此疗效也较好。

此外，动物肿瘤大多生长快速，而人类肿瘤常是慢慢长大，两者的生物行为也不同。而且参与实验的动物数目不会很庞大，不会如人体试验般的动辄数百人。如果两个第三期的随机分配双盲的临床试验均失败，则表示此治疗方式无法在人体试验中显示出如动物实验中的疗效，则此种治疗很难被美国食品药品监督管理局核准上市。

既然前期研究与人体试验的结果有如此差异，那么我们还要实验室及动物研究吗？答案是肯定的，因为我们不能直接拿人类作研究。只是我们要认清动物与人类的不同，而在研究设计上加以改善，在药物剂量的转换上谨慎衡量，对其疗效和不良反应审慎评估，并给予合理的解释，可见转化医学的路上还有许多障碍要一一克服。

早期的抗淀粉样蛋白免疫疗法，在老鼠身上以及第一期的人体试验时并没有不良反应，但在第二期的人体试验时，却有

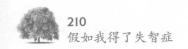

6% 的阿尔茨海默病病人发生脑炎的副作用。此试验虽然已停止，但科学家们仍在根据前期研究的成果，改善淀粉样蛋白的免疫性，目前有许多相关临床试验正在进行。

因此，当我们在媒体上看到某种研发新药在动物实验有效，可能破解某种疾病之谜时，虽然充满了期待，但对其实验内容不需作过度的推衍。

★药物动力学：研究药物在动物体内吸收、分布、代谢、消除随时间变化情况的科学。

阿尔茨海默病的认知药物研发策略

临床药物试验至少需进行 18 个月以上，参与试验的病人需数百甚至上千人，才能确定疗效，因此不仅需要医疗人员积极投入、制药企业投入大笔经费，更需要病人积极参与。

阿尔茨海默病是大脑退化性疾病，目前虽有胆碱酯酶抑制剂及 NMDA 受体拮抗剂两类药物可治疗其认知障碍，但只是针对症状治疗，效果有限。鉴于全球老年人口急速增长，新药的研发是当务之急。

虽然阿尔茨海默病的脑部病变和致病机制已经很清楚，但除了极少数的遗传基因外，其真正病因未明，尚无法根治。因此新药的研发重点，主要在推迟疾病的进展，可由两大方向着手：一是致病机制，另一个是疾病的危险因子。

致病的两大机制

阿尔茨海默病的致病机制主要有二点：大脑内淀粉样蛋白

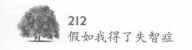

斑块沉积，以及神经细胞内神经元纤维缠结的产生。

1. 首先，是针对淀粉样蛋白斑块沉积的治疗策略

（1）阻止不正常淀粉样蛋白斑块沉积的产生：淀粉样蛋白斑块沉积是由正常的淀粉样前体蛋白被 β 和 γ 分泌所切割下来的，抑制这两个分泌即能防止淀粉样蛋白斑块沉积的产生。

（2）即使产生了淀粉样蛋白，还可以抑制其聚集，使其无法形成淀粉样蛋白斑块。

（3）加速淀粉样蛋白，尤其是淀粉样蛋白斑块的清除。

（4）淀粉样蛋白疫苗：如注射少量淀粉样蛋白让病人产生抗体，或直接注射已制造好的可对抗淀粉样蛋白的单株抗体等。

（5）抗炎症反应：淀粉样蛋白斑块中常有炎症细胞的聚集，可能与致病机制有关。

抗淀粉样蛋白的药物研发非常热门，许多药物都在实验室和动物实验证实有效后，进行人体试验，不少已进入第二期、第三期的临床试验，但其疗效都还未达到能上市的标准。有些药物甚至在第二期、第三期的临床试验时，发现药物与安慰剂并没有差别而停止。虽然如此，这类药物的研发仍前仆后继，蓬勃发展。

2. 其次，由抑制 Tau 蛋白过度磷酸化，或防止神经元纤维缠结着手

另一个致病机制是神经细胞内的 Tau 蛋白过度磷酸化，而产生神经元纤维缠结，因此可从抑制磷酸化或防止神经元纤维缠结着手。此类药物的研发较少，但近年来也有药物正在进行临床人体试验。

药物治疗的两大瓶颈

治疗阿尔茨海默病的第二个大方向，是由其危险因子着手，这方面的药物人体试验也不少，如抗氧化物维生素 E、雌激素、降血脂药物等，可惜到目前为止，在人体试验上都还没有证实其疗效。

目前的药物治疗有两个瓶颈。

1. 可能治疗得太晚了

阿尔茨海默病病人脑内的淀粉样蛋白和神经元纤维缠结，在发病前十几年就已开始慢慢沉积，如果能用可以和脑内淀粉样蛋白斑结合的"淀粉样蛋白追踪剂"，以脑部正子成像的方式检测出脑内是否有淀粉样蛋白斑块沉积，而在发病前加以治疗，

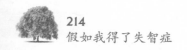
效果可能会更好。

2012 年，美国和欧洲都已通过了第一个淀粉样蛋白斑块的追踪剂"AMYViD"上市，可用于帮助筛选适当的病人，加入药物试验和帮助医生确诊。

2. 从脑部病变到出现临床症状的时间过长

由于从脑部病变到出现临床症状需要超过 10 年的时间，所以这种针对阿尔茨海默病致病机制设计的药物，要出现临床可见的效果，也不是几周或几个月就可得的。

目前这类临床药物试验至少需进行 18 个月以上，参与试验的病人需数百甚至上千人，才能确定疗效，因此不仅需要医疗人员积极投入、制药企业投入大笔经费，更需要病人和家属的积极参与。

> 新疫苗能治疗阿尔茨海默病吗？

根据 2010 年美国"大都会人寿"对 1007 位成年人的电话调查结果，显示阿尔茨海默病是美国人第二害怕得的病，仅次于癌症，甚至还排在心脏病之前！

阿尔茨海默病是美国人第二害怕得的病

全球老化导致失智症人口快速增加，其中又以阿尔茨海默病为最。根据估计，目前全球约有 3500 万人罹患阿尔茨海默病，所耗费的医疗和护理等直接成本，以及家属因照顾病人而无法工作的间接成本数目非常庞大。

如果把这项成本当作一个国内生产总值（GDP）来计算的话，在世界排名相当于第 18 大经济体，这样就能理解美国人恐惧该病的原因了。

阿尔茨海默病目前还不能根治，药物治疗主要是胆碱酯酶抑制剂，但仅是症状治疗，且疗效有限，因此阿尔茨海默病的药物研发一直非常蓬勃，而近年来最被看好的是淀粉样蛋白免疫疗法。

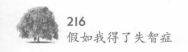

早在 1999 年，便有学者针对阿尔茨海默病病人脑部的主要病变"淀粉样蛋白斑"来制造疫苗，即把淀粉样蛋白注射到人身上，以主动产生抗淀粉样蛋白抗体。但在美国和欧洲进行第二期临床试验时，接受淀粉样蛋白注射的 300 位病人中，有 6%发生脑炎，试验因而终止。

后来，药厂纷纷研发各种被动抗体疫苗，即把在老鼠身上产生的抗淀粉样蛋白单株抗体注射到病人身上，其中，最令人瞩目的是"bapineuzumab"单株抗体。

令人瞩目的临床试验

2010 年发表的一个第二期的临床试验中，19 位阿尔茨海默病病人定期接受"bapineuzumab"注射，7 位接受安慰剂注射，并以淀粉样蛋白正子成像来检测受试者脑内淀粉样蛋白沉积量的多寡，作为注射前后的比较。

结果在 78 周后，与注射安慰剂组相比，注射单株抗体这组患者的大脑中淀粉样蛋白量明显减少，表示此单株抗体确实能减少脑内的淀粉样蛋白斑块沉积。这是个振奋人心的好消息，大家都引颈期盼此单株抗体也能改善病人认知功能的报告。

研究结果令人失望

　　然而，研发"bapineuzumab"的药厂，却在 2012 年 7 月发表一则令人失望的消息：在一个第三期的临床试验中，美国 1100 百位轻度到中度的阿尔茨海默病病人经追踪 18 个月后，发现注射"bapineuzumab"单株抗体的这组与注射安慰剂组相比，在认知功能与日常生活能力上都没有差别，表示此单株抗体并没有预期的疗效。

　　但因这 1100 位病人都带有载脂蛋白基因第 4 型，所以怀疑也许是因为这群人带有此种阿尔茨海默病危险因子的基因型，而对"bapineuzumab"的反应不佳，因此还抱有一线希望。

　　不过紧接着在 8 月，药厂又宣布另一个"bapineuzumab"对不具有载脂蛋白基因第 4 型的阿尔茨海默病病人所进行的临床试验，其结果仍然显示此药物对认知功能没有改善效果。

临床试验结果引发的思考

目前还有其他药厂在研发淀粉样蛋白单株抗体，并正进行

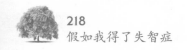
临床试验，因此还不能下定论，但"bapineuzumab"的两个临床试验失败，不仅让广大的阿尔茨海默病病人和家属的希望落空，对药厂所投入的大量人力、财力和时间也是一大打击。更再度印证了"转化医学"将实验室的有效证据应用到人体身上的困难程度巨大。

同时，试验结果也让研究者重新思考，有了不同的想法。

第一个想法是：淀粉样蛋白斑虽然是阿尔茨海默病病人的大脑病变，但可能不是致病机制，也许治疗方向错了。

这个假设若成立，那我们多年来对阿尔茨海默病的致病机制研究又回到原点，会是一大重挫。

但大部分研究者都倾向于第二个想法：是我们治疗得太晚、太迟了。

因为等到淀粉样蛋白斑在大脑沉积到一定程度，病人出现轻度到中度的失智症状时，对大脑的伤害不可逆，因此应该在脑部已有淀粉样蛋白斑沉积、但未出现症状，或尚未有淀粉样蛋白沉积且没有症状时，就开始治疗。

然而，65岁以上的人，只有5%的机会罹患失智症，而其中有60%是阿尔茨海默病。也就是说，以目前的医疗水平而言，我们仍无法预知哪些人将来一定会得阿尔茨海默病，而及早治疗。

临床试验尚无定论前，最好的预防还是从调整生活习惯做起

目前有 3 个临床试验正在酝酿中，都是探讨淀粉样蛋白免疫治疗的，但招募的对象不同。

第一个（DINAN）试验：将对 240 位家族遗传性阿尔茨海默病病人的家属进行治疗，预计其中将包括 60 位已知带有遗传基因，虽然目前没有失智症状，但一定会发病的受试者，以此来测试淀粉样蛋白疗法是否有预防阿尔茨海默病的效果。

第二个（API）试验：研究对象是哥伦比亚的 300 位家族遗传性阿尔茨海默病病人的家属，其中 100 位具有遗传基因。

第三个（A4）试验：试验对象是 1500 位正常老年人，其中将包括在淀粉样蛋白正子成像中显示脑内已有阿尔茨海默病早期淀粉样蛋白沉积的病理变化，但认知功能仍正常的 500 位老年人。

这些临床试验都需要几年的时间才能有结果，在那之前，最好还是要建立良好的生活习惯：多动脑、多运动、清淡饮食、从事休闲活动、建立人际交往，以及控制高血压和糖尿病等高危因子，才能及早预防阿尔茨海默病的发生。

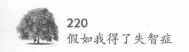

浑沌中求希望

> 阿尔茨海默病的两大类治疗药物，只能
> 减缓约 50% 病人认知功能的退化，也就
> 是说，目前的治疗方式只能"少输为赢"，
> 没有变化就是好变化！

药物治疗"少输为赢"

关于阿尔茨海默病，目前还没有根治或阻止其恶化的方法，但是相关的研究从来没有停下脚步，对于疾病的预防与缓解方式，我们也逐渐有了更深入的了解。

虽然阿尔茨海默病的临床症状、病程、病理变化、致病机制和危险因子已非常清楚，但真正病因仍不明，因此无法根治。目前阿尔茨海默病的治疗药物仅止于症状治疗，美国食品药品监督管理局与台湾地区"卫生福利部"核准的药物有两类。

第一类药物，是针对轻度至中度病人的"胆碱酯酶抑制剂"，有 3 种药物："爱忆欣""忆思能"和"利忆灵"。

第二类药物，是针对中度至重症病人的"NMDA 受体拮抗剂"。

这两类药物只能减缓约 50% 病人认知功能的退化，也就是"少输为赢"。

瞄准淀粉样蛋白与 Tau 蛋白的新药

近年来新药的研发设计，大多是针对阿尔茨海默病脑内的致病机制，最令人瞩目的是淀粉样蛋白斑，包括预防此斑的形成或去除此斑。

淀粉样蛋白斑的主要成分"淀粉样蛋白"（β amyloid），是由正常的淀粉样前体蛋白被 β 和 γ 分泌所切割而来。因此，抑制 β 或 γ 分泌是防止淀粉样蛋白斑产生的好方法。目前抑制 β 或 γ 分泌的药物，都已经进展到第二期和第三期的临床试验，台湾地区也有医院加入此类试验。

另一个方式，是以"淀粉样蛋白疫苗"来减少淀粉样蛋白斑的量或阻止其产生。目前有 10 种以上的疫苗正在做人体试验，台湾地区也有此类疫苗已在 2011 年完成第一期以安全性为主的临床试验。

阿尔茨海默病病人的大脑，另一个重要病变是神经细胞内的"神经元纤维缠结"，其主要成分是过度磷酸化的 Tau 蛋白。

"Rember"（methylthioninium chloride）是第一个针对此问

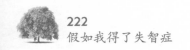

题研发的药物，作用是防止大脑内 Tau 蛋白神经元纤维缠结的形成。

根据其在 2008 年的第二年临床试验，321 位轻度至中度阿尔茨海默病病人的第二期临床试验中，服用"Rember"者 1 年后的阿尔茨海默病评估量表的分数，与服用安慰剂者平均相差 7 分，而且服用此药物的病人在 19 个月后，认知功能大多没有明显的衰退。

这种药经过进一步改良、增加人体吸收率之后，2012 年开始在世界各地（包括台湾地区）进行第三期临床试验。

临床测试的严谨考验新药物

新药的蓬勃发展常令人振奋，但初步结果有时无法得到进一步的验证，"Dimebon"就是一个例子。

"Dimebon"是 30 年前即存在于前苏联的一种抗组胺药物，后来发现它可以稳定或保护线粒体，使神经细胞不容易受到氧化压力的伤害。

针对"Dimebon"，2008 年完成了有安慰剂作为控制组的随机分配双盲试验，为期 1 年，对象是 183 位阿尔茨海默病病人。服用此药物的病人在认知能力、记忆力、日常生活事务、整体能力和行为等表现上，大多和开始时相同或者有进步，而服用安慰剂的病人则有减退。

然而在 2013 年 3 月，此药的研发药厂公布，最近两个在美洲及欧洲刚结束的第三期临床试验并未出现预期的效果，疗效组与安慰剂组没有显著差异。虽然数据还在进一步的分析中，但这个结果已让许多人的期待落空。

病人参与临床试验，促进新药上市

近年来，不断有新药在实验室或动物实验中显现出疗效的报道，甚至被认为可能是治疗失智症的明日之星，让大众以为有新药物出现，但这些药物都还没经过严谨的临床试验，离上市还远。

换句话说，新药上市需要经过漫长而严谨的过程，除了在动物实验中出现疗效外，还需在动物实验中通过药物毒性测试，查明在使用超过正常剂量几倍的药量时毒性如何，才能进入人体临床试验阶段。

人体临床试验又要经过多个步骤，以随机抽样、有安慰剂作对照组，或与现有的治疗药物相比较，测试新药的安全性、疗效、副作用和适当的治疗剂量。最后在大型的第三期临床试

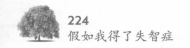

验证明此新药确实有疗效以及可接受的副作用，才会被核准上市。

　　既然新药不断地研发，就需要许多阿尔茨海默病病人参与临床试验，台湾地区也逐渐加入这个世界潮流，但这一点涉及了病人的自主性与安全性等医学伦理问题。不过，要想开发新的、更有效的药物并成功上市，的确是需要这些可敬的病人和家属无私地投入，才能加快新药研究开发和上市的速度。

[附录]

失智症相关医疗、照顾资源

● 台湾临床失智症学会
网址：www.tds.org.tw

● 台湾失智症协会
网址：www.tada2002.org.tw

● 中国阿尔茨海默病协会
网址：www.adc.org.cn

● 中国老年性痴呆协会
网址：www.caad.org.cn

● 香港老年痴呆症协会
网址：www.hkada.org.hk

● 阿尔茨海默病协会 (Alzheimer's Association)
网址：www.alz.org

● 美国帕金森病国家基金会（National Parkinson Foundation）
网址：www.parkinson. org